圖解版

自學脈診一本通

王桂茂 編著

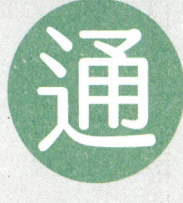

晨星出版

前言

中醫診病講究「望、聞、問、切」，其中「切」就是診脈。根據寸口三部的脈象，來瞭解全身的氣血運行情況，是中醫尋找病因的重要理論依據。

診脈是一件很神奇的事情，但是又不像小說和影視作品描述的那樣，輕輕一搭就什麼都知道了，再有經驗的老中醫也不可能單從脈象就確認一個人得了什麼病，還需要與「望、聞、問」結合起來，綜合分析之後才能下結論。

診脈又是有章可循的事情，掌握了正確的方法，一般人也可以自行學習一點簡單的脈診知識，多一個瞭解自己身體健康的方法。脈診的原理和手法都不難，診脈的精確度則需要時間慢慢積累。

本書以簡單、實用的原則，介紹了脈診的基礎知識和學習脈診的基本方法，附帶介紹28種常見脈象的可能病證，以及進一步的辨證確診和特效方、按摩方，方便讀者一邊學習，一邊試用。

特別提醒讀者朋友：如果透過初學脈診，疑似發現健康問題，也要諮詢專業醫師，再對症下藥，切勿自己盲目進行治療。

王桂茂

2021年5月於上海市中醫院

本書使用說明

寸關尺

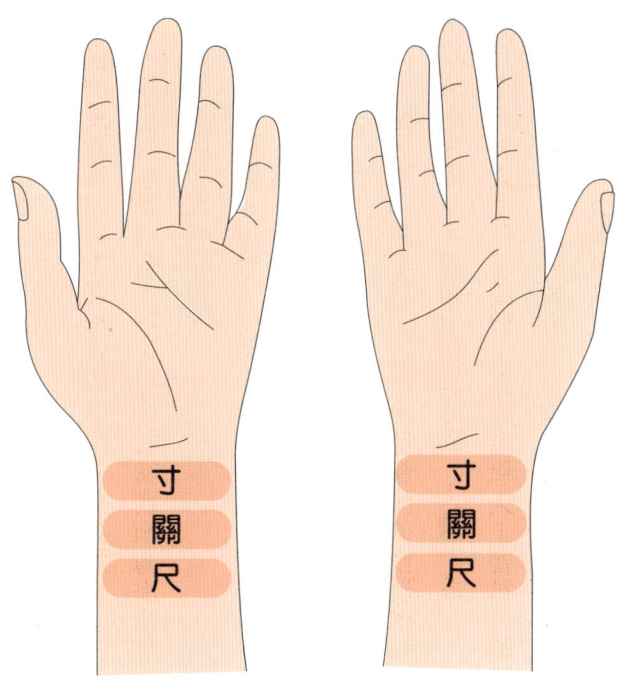

關部　通常以手腕後高骨（橈骨莖突）為標記，與之對應的手腕內側就是關部

寸部　關部靠近手掌的一側為關前，又叫寸部

尺部　關部靠近手肘的一側為關後，又叫尺部。

診脈的力度

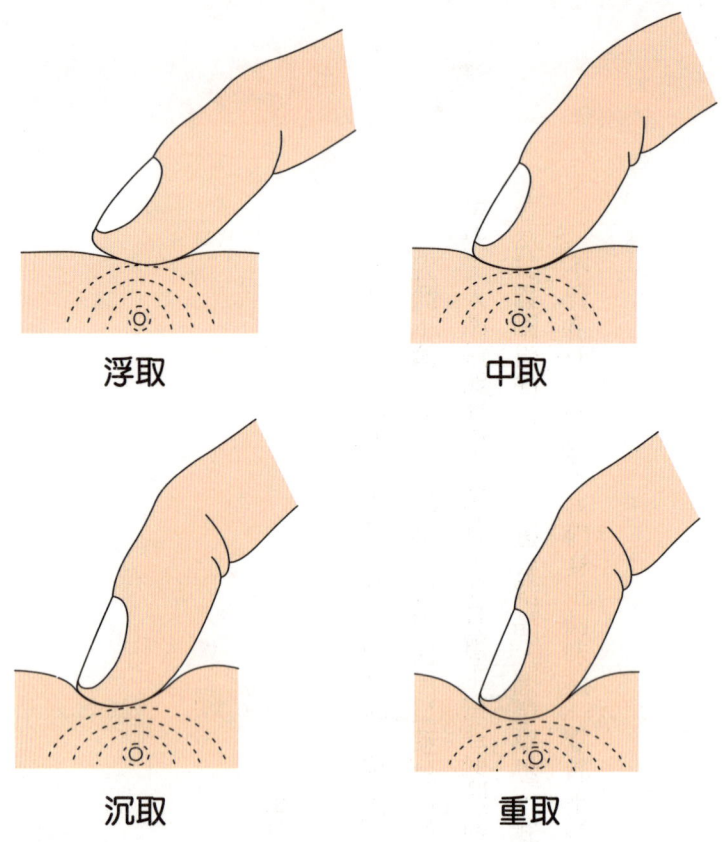

浮取	用手輕輕搭上即可,可察**浮脈**,為寸部常脈。
中取	正常的診脈力度,可察**平脈**,為關部常脈。
沉取	較用力的診脈力度,可察**沉脈**,為尺部常脈。
重取	「深可見骨」的極重取法,多用於診**伏脈**。

脈搏的速度

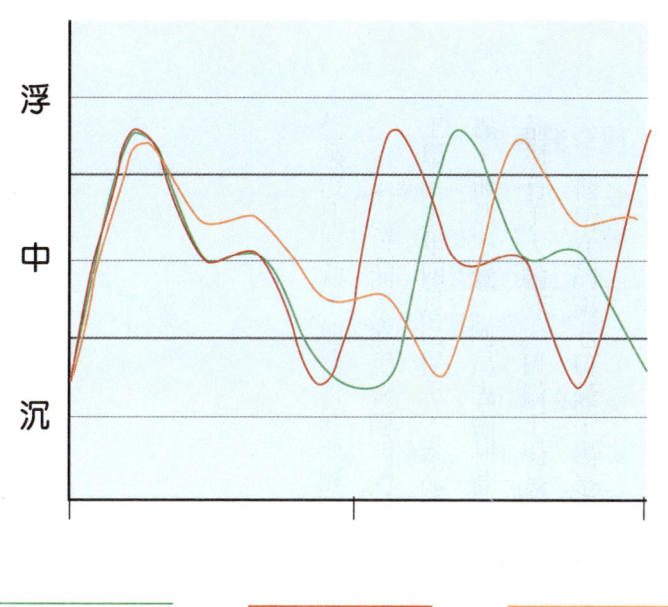

平脈的搏動速度　　數脈的搏動速度　　遲脈的搏動速度

- **平脈**　每息（呼吸一次）四到五至，每分鐘 70～80 次。
- **遲脈**　每息不足四至，每分鐘不足 60 次。
- **數脈**　每息超過五至，每分鐘 90～130 次。
- **疾脈**　比數脈還要快，每分鐘超過 130 次。

目錄

- 前言 ... 2
- 本書使用說明 ... 3

PART 1　居家輕鬆學脈診

- 一、神奇的脈診 ... 14
  - 脈象反映的是氣血的運行狀況 ... 14
  - 脈象是心臟功能的直接表現 ... 15
  - 脈象是五臟的監視器 ... 16
  - 不能單靠脈診來確定疾病 ... 18

- 二、脈診的準備工作 ... 19
  - 最佳診脈時間——清晨 ... 19
  - 診脈的姿勢 ... 20

- 三、脈診的基本技巧 ... 21
  - 寸關尺的定位 ... 21
  - 寸關尺對應的臟腑 ... 23
  - 確定診脈指力 ... 25
  - 手指的要求和布指的方法 ... 26
  - 呼吸法測脈動次數 ... 28
  - 診脈時不聊天 ... 28
  - 診脈的手法 ... 28
  - 切脈不低於五十動 ... 30
  - 測脈搏跳動的快慢——至數 ... 31
  - 脈象的歸類 ... 32
  - 幾種脈象的混合出現——相兼脈 ... 32
  - 相似脈象的區分 ... 34
  - 相對脈象的區分 ... 38

PART 2　診脈掌握身體健康

- 平脈──身體健康，陰陽平衡 42
  - 有胃 42
  - 有神 43
  - 有根 44

- 浮脈──主表證 46
  - 脈象解析 46
  - 寸口三部脈象 47
  - 對應的健康問題 48

- 沉脈──多主裡證 56
  - 脈象解析 56
  - 寸口三部脈象 57
  - 對應的健康問題 58

- 遲脈──多主陰證、寒證 70
  - 脈象解析 70
  - 寸口三部脈象 71
  - 對應的健康問題 72

- 數脈──多主陽證、熱證 80
  - 脈象解析 80
  - 寸口三部脈象 81
  - 對應的健康問題 82

- 疾脈──多主急性熱病 92
  - 脈象解析 92

- **緩脈──多主脾胃虛弱及溼證** … 93
  - 脈象解析 … 93
  - 對應的健康問題 … 94

- **虛脈──多主各種虛證** … 96
  - 脈象解析 … 96
  - 寸口三部脈象 … 97
  - 對應的健康問題 … 98

- **實脈──多主各種實證** … 108
  - 脈象解析 … 108
  - 寸口三部脈象 … 109
  - 對應的健康問題 … 110

- **滑脈──多主飲食過度** … 120
  - 脈象解析 … 120
  - 寸口三部脈象 … 121
  - 對應的健康問題 … 122

- **澀脈──多主津液虧虛、氣血瘀滯** … 132
  - 脈象解析 … 132
  - 寸口三部脈象 … 133
  - 對應的健康問題 … 134

- **長脈──主陽證、實證、熱證** … 144
  - 脈象解析 … 144
  - 對應的健康問題 … 145

- **短脈──多主氣虛不足** … 146
  - 脈象解析 … 146
  - 對應的健康問題 … 146

- **洪脈——多主熱證** 148
  - 脈象解析 148
  - 寸口三部脈象 149
  - 對應的健康問題 150

- **細脈——多主虛弱證** 160
  - 脈象解析 160
  - 寸口三部脈象 161
  - 對應的健康問題 162

- **微脈——氣血陰陽俱虛** 172
  - 脈象解析 172
  - 對應的健康問題 173

- **弦脈——多主各種肝病** 174
  - 脈象解析 174
  - 寸口三部脈象 175
  - 對應的健康問題 176

- **緊脈——多主各種寒證引起的疼痛** 186
  - 脈象解析 186
  - 對應的健康問題 187

- **芤脈——主血液或津液大量散失** 188
  - 脈象解析 188
  - 對應的健康問題 189

- **革脈——多主寒證、虛證** 192
  - 脈象解析 192
  - 對應的健康問題 193

- **牢脈——多主裡證實寒** ... 196
  - 脈象解析 ... 196
  - 對應的健康問題 ... 197

- **濡脈——多主氣血虧虛** ... 200
  - 脈象解析 ... 200
  - 寸口三部脈象 ... 201
  - 對應的健康問題 ... 202

- **弱脈——多主氣血陰陽俱不足** ... 212
  - 脈象解析 ... 212
  - 寸口三部脈象 ... 213
  - 對應的健康問題 ... 214

- **散脈——多主元氣離散** ... 224
  - 脈象解析 ... 224
  - 寸口三部脈象 ... 225
  - 對應的健康問題 ... 226

- **伏脈——主邪氣內伏、厥證、痛極** ... 236
  - 脈象解析 ... 236
  - 對應的健康問題 ... 237

- **動脈——主心臟疾病** ... 238
  - 脈象解析 ... 238
  - 對應的健康問題 ... 239

- **促脈——主心律失常** ... 240
  - 脈象解析 ... 240
  - 對應的健康問題 ... 241

- **結脈——主急性心臟問題** 242
  - 脈象解析 242
  - 對應的健康問題 243

- **代脈——主心跳規律性歇止** 244
  - 脈象解析 244
  - 對應的健康問題 245

附錄

附錄 1　對脈象有影響的一些因素 246
附錄 2　女性特殊時期的診脈注意事項 248
附錄 3　怎麼幫小兒診脈？ 250

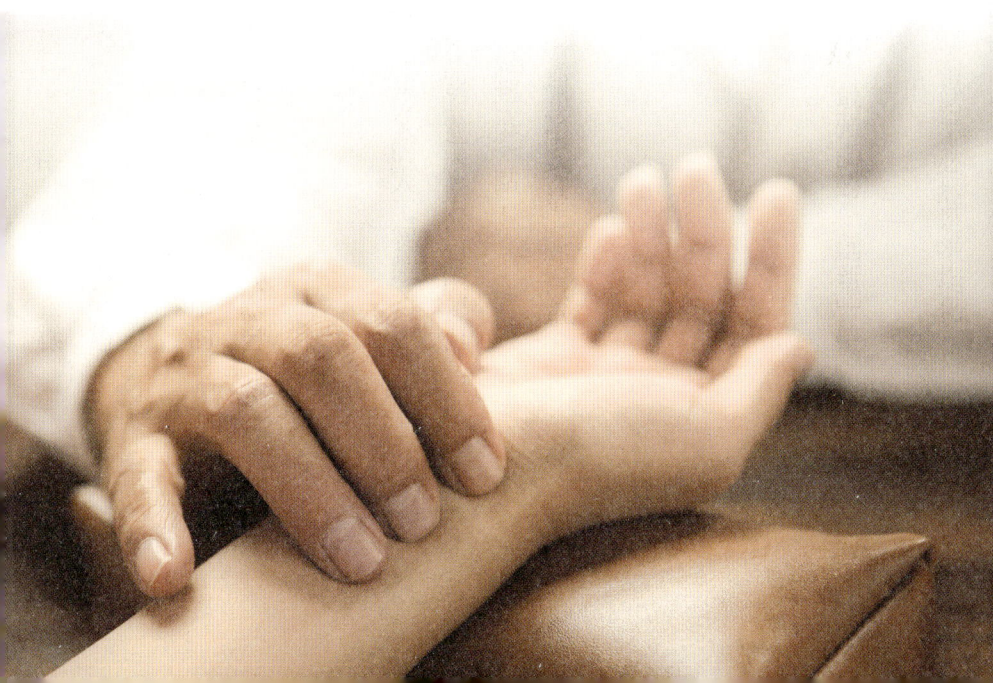

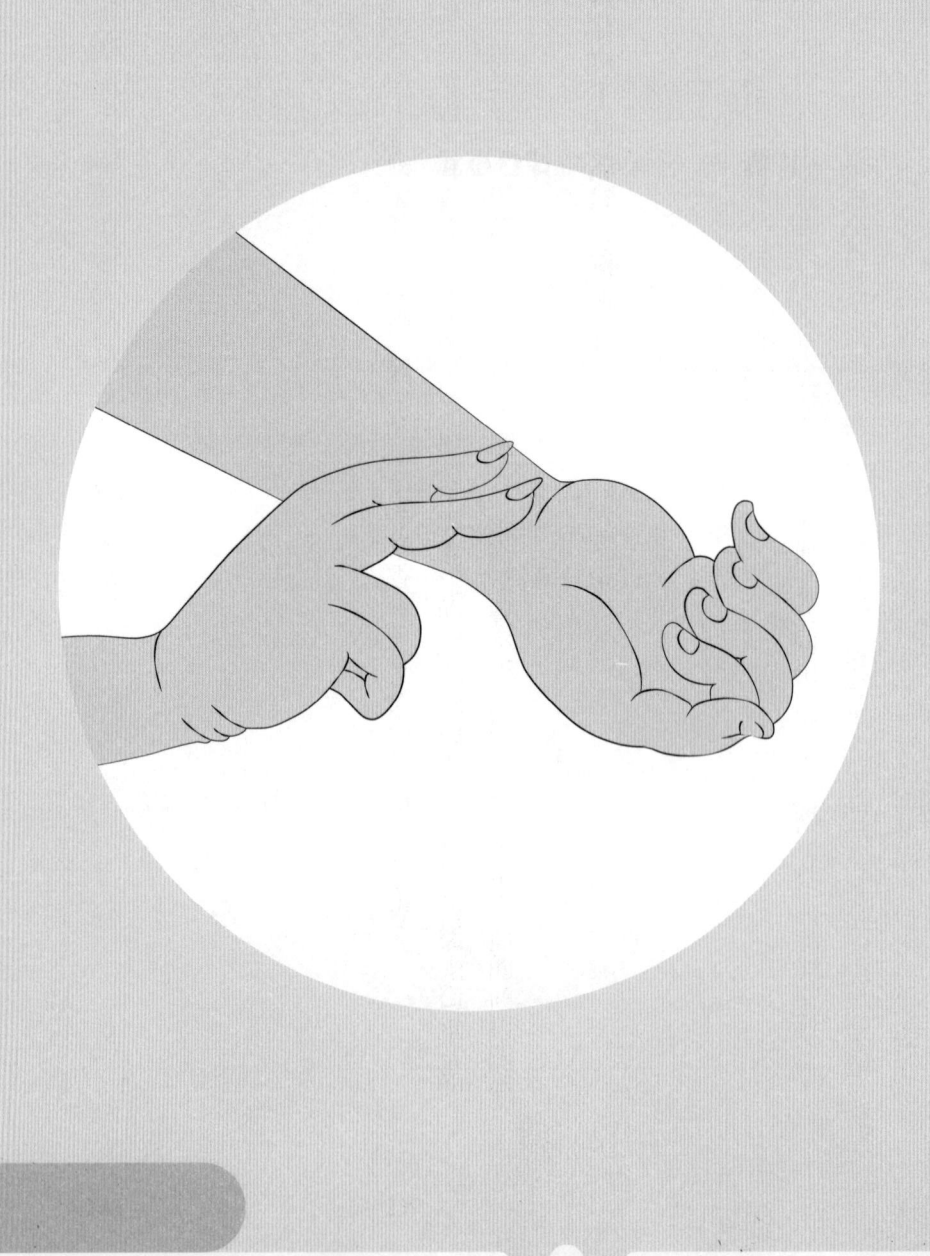

PART 1

居家輕鬆學脈診

一、神奇的脈診

脈象反映的是氣血的運行狀況

　　人為什麼能健康地活著？或者說人健康的物質基礎是什麼？從中醫的角度講，這種基礎就是氣血。

　　正是因為氣血在體內五臟六腑和其他每一個角落的不斷循環運行，才能讓我們的身體得到滋養，從而能健康地活著。身體的一切健康問題都與氣血問題有關。

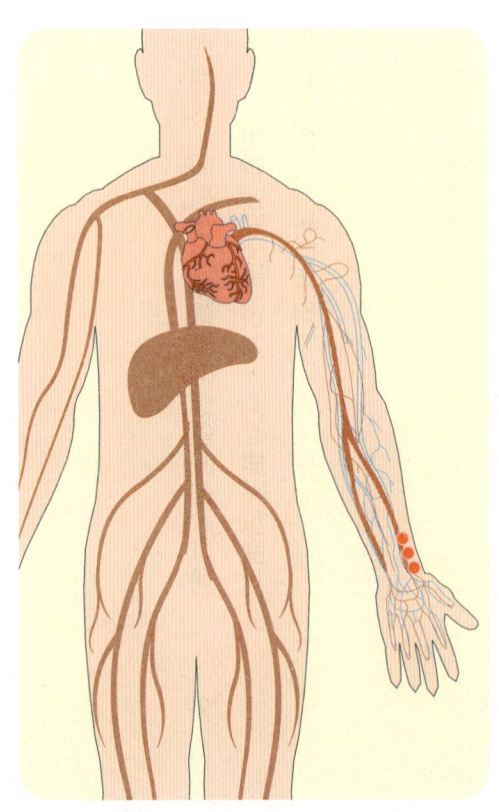

氣血運行並不是抽象的，不是看不見、摸不著的。脈象，其實就是氣血運行的一種表現形式。所以，中醫透過脈象的變化來察覺氣血運行的變化，進而發現身體的健康問題。

　　要是氣血不足，則脈象細弱或虛軟無力；氣滯血瘀，則脈象細澀而不利；氣盛血流暢行，則脈多洪大滑數。

　　在脈診法出現的初期，中醫診脈並不像現在大多數醫師一樣，只摸手腕，還要包括人迎穴、趺陽穴，稱為「三部九候診脈法」。後來，經過長期發展成為現在以手腕為主的脈診法，只要透過左右手腕的「寸關尺」部位，就可以大致掌握全身的健康狀況。

脈象是心臟功能的直接表現

　　現代科學證明，血管的搏動其實是心臟跳動引起的，所以脈象是心臟功能最直接的表現。脈象的產生，與心臟的搏動、心氣的盛衰、血管的暢通、氣血的盈虧以及各臟腑的協調作用，都直接相關。

● 心臟的搏動

　　《黃帝內經・素問・五臟生成》說：「諸血者，皆屬於心。」《黃帝內經・素問・六節臟象論》說：「心者……其充在血脈。」這些論述說明，脈動原出於心，脈搏是心功能的具體表現。因此，脈搏的跳動與心臟搏動的頻率、節律基本一致。

● 脈管的舒縮

　　《黃帝內經・素問・脈要精微論》說：「夫脈者，血之府

也。」脈是氣血運行的通道。《黃帝內經·靈樞·決氣》說：「壅遏營氣，令無所避，是謂脈。」說明血管還有約束、控制和推進血液沿著血管運行的作用。當血液由心臟排入血管，則血管必然擴張，然後血管依靠自身的彈性收縮，壓迫血液向前運行。血管這種一舒一縮的功能，既是氣血周流、循行不息的重要條件，也是產生脈搏的重要因素。所以，血管的舒縮功能正常與否，會直接影響脈搏，並產生相應的變化。

● 心陰與心陽的協調

心血和心陰是心臟生理功能活動的物質基礎，心氣和心陽主導心臟功能活動。心陰、心陽的協調，是維持脈搏正常的基本條件。當心氣旺盛，血液充盈，心陰、心陽調和時，心臟搏動節奏和諧有力，脈搏亦從容和緩，均勻有力。相反時，則可能出現脈搏過大或過小、過強或過弱、過速或過遲等不同變化。

所以，一些心臟問題可以透過脈診很清楚地表現出來。

脈象是五臟的監視器

脈象的形成不僅與心、脈、氣、血有關，同時與臟腑的整體功能活動也有密切關係。

● 肺臟

肺主氣，司呼吸。肺對脈的影響，首先表現在「肺與心」以及「氣與血」的功能聯絡上。由於氣對血有運行、統藏、調攝等作用，所以肺的呼吸運動是主宰脈動的重要因素。

一般情況下，呼吸平緩則脈象徐和；呼吸加快，脈率亦隨之急促；呼吸勻和深長，脈象流利盈實；呼吸急迫淺促或肺氣壅滯則呼吸困難，脈象多細澀；呼吸不已則脈動不止，呼吸停息則脈搏亦難以維持。所以，前人也將脈搏稱為「脈息」，並有「肺朝百脈」的說法。

● 脾胃

脾胃能運化水穀精微，為氣血生化之源，是「後天之本」。氣血的盛衰和水穀精微的多寡，表現為脈之「胃氣」的多少。脈有胃氣為平脈（健康人的脈象），胃氣少為病脈，無胃氣為死脈。所以，臨床上根據胃氣的盛衰，可以判斷疾病預後。同時，血液之所以能在血管中正常運行而形成脈搏，還依賴脾氣的統攝，使血液不溢於血管之外、而在血管內運行，即「脾主統血」。

● 肝臟

肝藏血，具有貯藏血液、調節血量的作用。肝主疏泄，可以使氣血調暢，經脈通利。肝的生理功能失調會影響氣血的正常運行，進而引起脈象的變化。

● 腎臟

腎藏精，為元氣之根，是臟腑功能的動力源泉，也是全身陰陽的根本。腎氣充盛，則脈搏重按不絕，尺脈有力，是謂「有根」；若精血衰竭，虛陽浮越則脈象變浮，重按不應指，是為「無根脈」，顯示陰陽離散、病情危篤。

所以說，五臟六腑的任何變化，都會在脈象上有所呈現，可見脈診是中醫診病最重要的手段之一。

不能單靠脈診來確定疾病

我們經常在影視作品中看到，某神醫一搭脈，馬上就能確認某人得了什麼疑難雜症。所以，人們都把脈診想像成一件很神奇的事情。實際上，並非如此。中醫講究的是整體觀念、辨證論治，需要經由全方位的診斷，才能確認一個人得了什麼病，應該怎麼對症下藥。

脈診只是中醫「望、聞、問、切」四診中的一種，必須與其他診法結合運用。所以，在本書中除了教大家怎麼診脈以外，在涉及疾病和健康問題的時候，也會提供其他的辨證方式，以達到客觀、準確的效果。

至於那種一搭脈馬上開藥，甚至懸絲診脈的「神醫」，其實可以說是一種不負責任的做法。

二、脈診的準備工作

最佳診脈時間——清晨

>「診法常以平旦，陰氣未動，陽氣未散，飲食未進，經脈未盛，絡脈調勻，氣血未亂，故乃可診有過之脈。」
>
> ——《黃帝內經·素問·脈要精微論》

最佳的診脈時間，是在早上剛起床、還沒有吃早餐、沒有做運動的時候，這也是自己在家診脈的優勢。

因為脈象與氣血的運行狀態息息相關，飲食、運動、情緒等都會影響氣血運行，從而影響脈象，對於判斷健康問題時會造成一定干擾。

清晨剛起床、未進食時，體內外的環境比較穩定，脈象能比較準確地反映人體的生理情況，同時也比較容易發現病理性脈象。

另外，**情志變化也會影響診脈的準確性**。所以，脈診時一定要保持心境平和。去醫院看診時，通常診間都要求安靜，其他患者在外等候。有經驗的醫師可能會問「走路、還是開車來的」、「早上吃什麼了」等一些看似跟診病無關的問題，其實也是為了減少外部因素的干擾。

診脈的姿勢

　　診脈的姿勢對於脈診的結果也會有影響,所以正確的診脈姿勢也很重要。

　　患者正坐或者仰臥,前臂自然向前平展,約與心臟位置同高,手腕伸直,手掌向上,手指微彎,在手腕關節下面墊一個鬆軟的脈枕或者一條折疊的毛巾,讓寸口部完全伸展露出,氣血暢通,便於診察脈象。

　　如果是側臥,下面手臂受壓或上臂扭轉,脈氣不能暢通;如果手臂過高或過低,與心臟不在同樣高度時,都可能影響氣血的運行,導致脈象失真。

　　自己診脈時,最好也採取這樣前臂舒展的姿勢,不要把手臂折疊到胸前診脈。

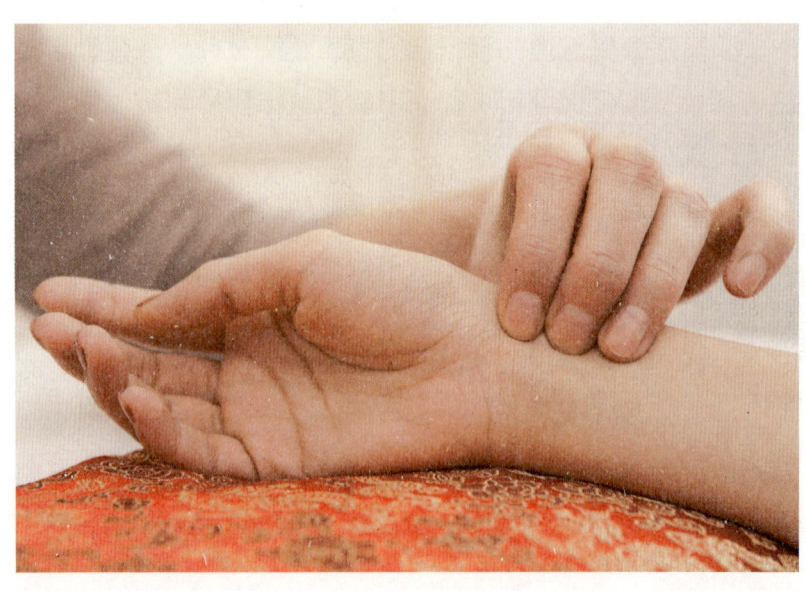

三、脈診的基本技巧

寸關尺的定位

寸口脈分為寸、關、尺三部。

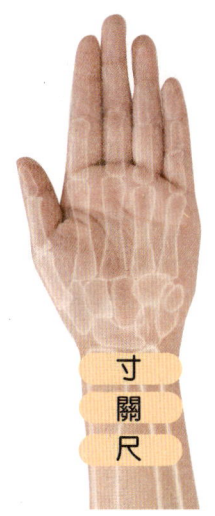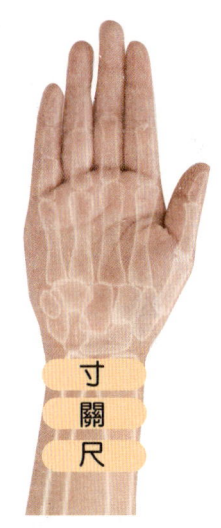

關部	通常以腕後高骨（橈骨莖突）為標記，與之對應的手腕內側就是關部。
寸部	關部靠近手掌的一側為關前，又叫寸部。
尺部	關部靠近肘部的一側為關後，又叫尺部。

寸口診法的施診寬度為1.9寸,其中關部、寸部各占6分,尺部占7分。在實際的操作過程中,一開始練習時可以用筆畫一下,時間長了之後可以根據經驗來把握,關部與寸部之間的距離稍窄一點即可。

這裡所說的寸,不是一般的度量單位,而是**手指同身寸,以被診人的手指為標準。**

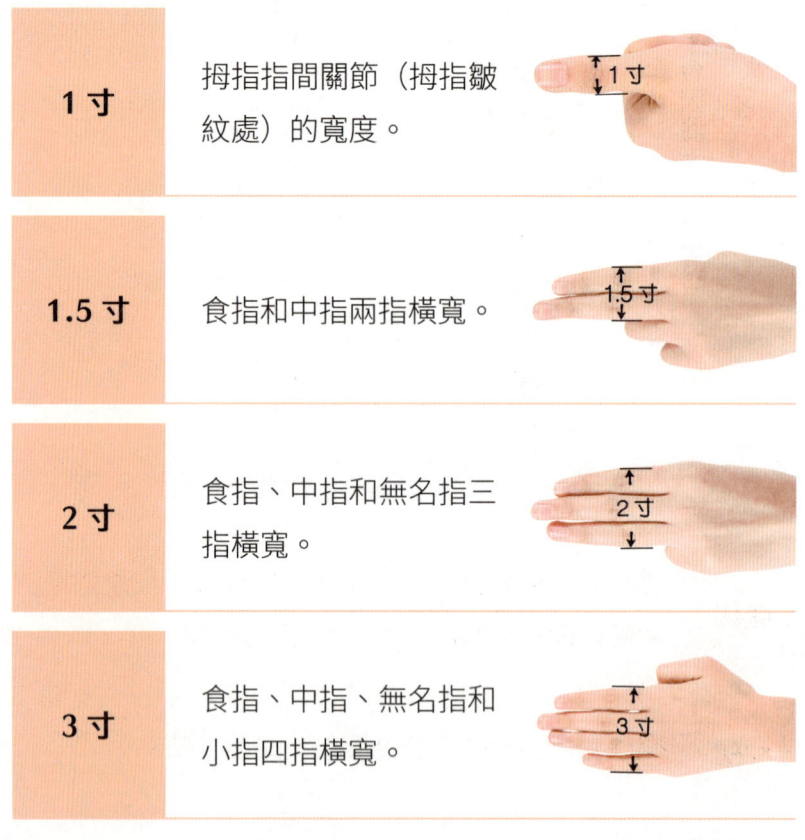

注:指橫寬都以中指近側橫紋為標準量取部位。

寸關尺對應的臟腑

雙手寸關尺的脈象,分別與五臟六腑相關聯。

左手寸部為**心**,與手少陰心經相關的疾病有關聯,也跟與之表裡的手太陽經關聯。

左手關部為**肝**,與足厥陰肝經相關的疾病有關聯,也跟與之表裡的足少陽經關聯。

左手尺部為**左腎**,與足少陰腎經相關的疾病有關聯,也跟與之表裡的足太陽經相關聯。

右手寸部為**肺**,與手太陰肺經相關的疾病有關聯,也跟與之表裡的手陽明經相關聯。

右手關部為**脾**,與足太陰脾經相關的疾病有關聯,也跟與之表裡的足陽明經相關聯。

右手尺部為**右腎(命門)**,與足少陰腎經相關的疾病有關聯,也跟與之表裡的手少陽三焦經相關聯。

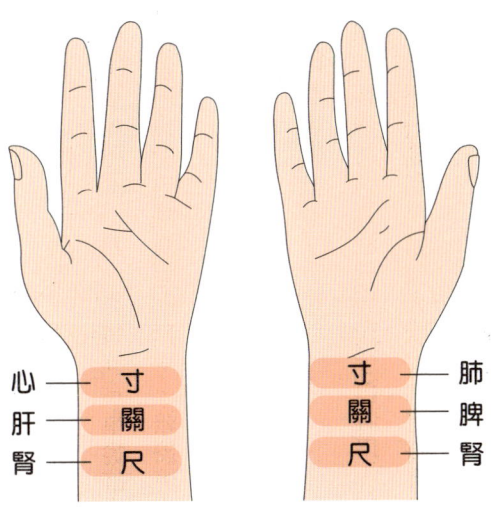

結合其他的一些經驗,基本上左右手這六個部位已經包含了五臟六腑、十二經脈,可以對身體的健康狀況作出初步判斷。

初學者只需要先掌握五臟的對應部位即可,其他的可以慢慢積累研究,如呼吸系統疾病診肺為主,心腦血管疾病診心、肝為主,消化系統疾病診脾為主,泌尿系統疾病診腎、命門為主。

另外,經過觀察可以發現,離身體較遠的寸部,對應的是上焦的心、肺(呼吸系統、循環系統);中間的關部,對應的是中焦的肝、脾(消化系統、造血系統);離身體最近的尺部,對應的是下焦的腎(泌尿系統、生殖系統),也可以作為選脈、診脈的參考。

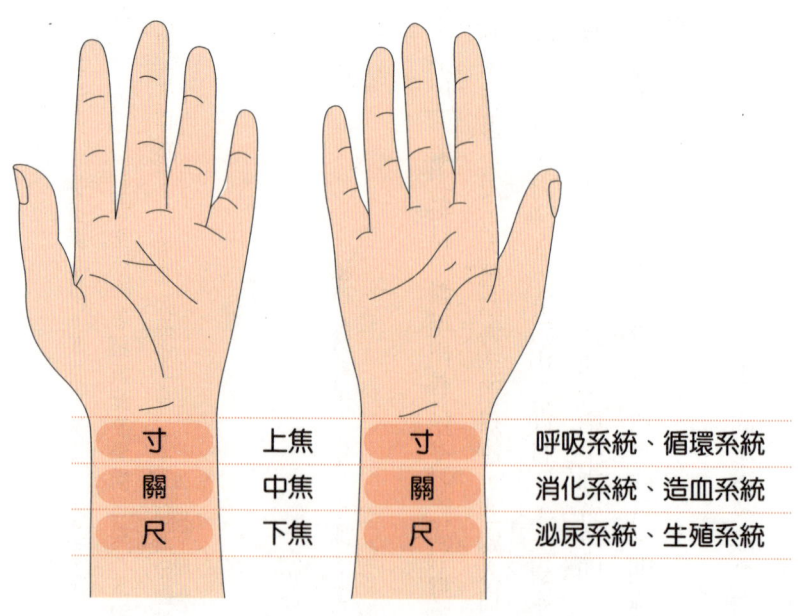

確定診脈指力

診脈用多重的力道是十分講究的，古人將診脈的指力形容為穀粒的重量——菽數之重，按照指力大小分為1～15菽；其中15菽最重，也是我們參考的標準——用力按、感覺按到骨頭上的力度。

● 診斷五臟的指力標準

診肺部	1～3菽之力
診心部	4～6菽之力
診脾部	7～9菽之力
診肝部	10～12菽之力
診腎部	13～15菽之力

● 脈象沉浮的判定

浮脈	1～7菽之力診得
平脈	8～9菽之力診得
沉脈	10～15菽，甚至更大力度診得

日常可以這樣練習力度：先用力按至骨，確定15菽的力度，然後分成三段用力；等這三種力度熟悉了以後，再慢慢摸索感覺每一菽的力度。

手指的要求和布指的方法

● 手指要乾淨，無多餘指甲

診脈者不可留指甲，最好貼肉剪齊，手要保持乾淨整潔。

● 手指上的眼睛——指目

診脈是否準確，手指感應的靈敏度十分重要。

人的手指，指端皮肉凸起的最高端，是感應最靈敏的地方，就好像長了眼睛一樣，所以被稱為「指目」。切脈的時候，用指目感知脈的變化，效果最佳。

另外，診脈時還應該推移靈活，便於尋找指感最清晰的部位，並根據需要來適當調節指力。如果脈象細小時，手指著力點可以偏重於指目前端；脈象粗大時，著力點偏重於指目後端。必要時，可以將指目與指腹結合起來。

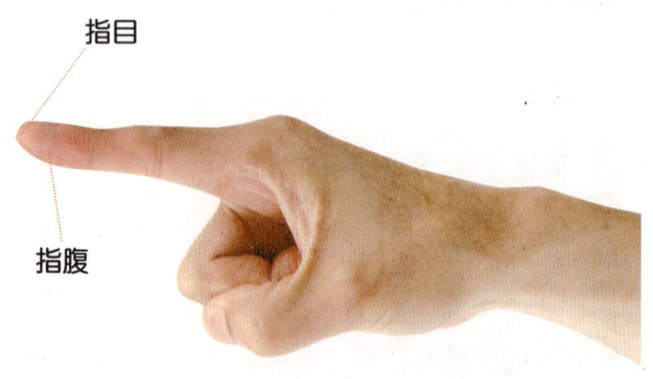

● 布指

布指時，指端平齊，手指略呈弓形傾斜，與受診者體表約成45度為宜，這樣的角度可以使指目緊貼於脈搏動處。

布指是醫者將食指、中指、無名指按一定順序和間距，分別排放在寸、關、尺三部。布指與定位同時進行，完成定位即可完成布指。

最容易掌握的方法，是先將食指按在掌後高骨內側並觸及寸口脈脊部，再排放三指的疏密。對患者臂長者，布指稍疏；臂短者，布指稍密。

要注意的是，三指之間不是均勻排放，**中指與無名指的間距稍大**。這是為了落實尺部多占一分，有利於呈現「寸關尺」的陰陽屬性。

指尖的感覺雖靈敏，但因有指甲，不宜垂直加壓。指腹的肌肉較豐厚，用指腹診脈有時候會受到醫者自身手指動脈搏動的干擾，容易產生錯覺。因此，**診脈時三指平按或垂直下指，都是不合適的**。

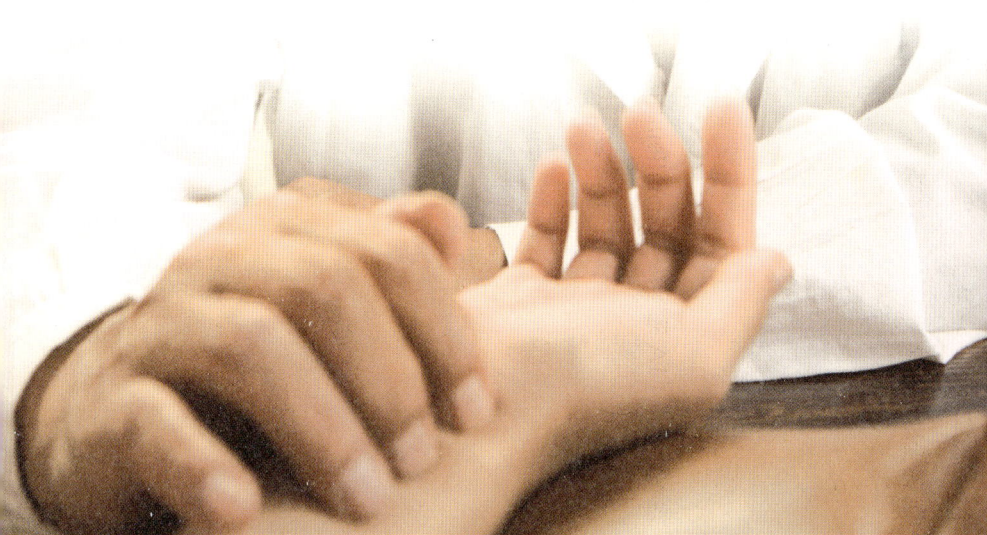

呼吸法測脈動次數

古人沒有鐘錶，所以醫師診脈的時候往往以自己的呼吸作為標準，來計算患者脈動次數。

每呼吸一次為一息，正常的脈動次數為每息四次，間或五次。

按照現代科學分析，人每分鐘正常的呼吸次數為16～18次，正常的脈搏次數為每分鐘70～80次，與傳統中醫理論還是吻合的。

自己在家診脈，可以直接使用計時器或時鐘等工具；若是手邊沒有這些工具的時候，也可以採用原始的呼吸計時法。

診脈時不聊天

在切脈的時候，因為要調勻呼吸，所以一般在切脈的時候，不問診。看中醫時，只要留意一下就會發現在診脈前、診脈後，甚至開方子的時候，醫師都是不斷在跟患者交流的，只有在切脈的時候會保持安靜。

除了記數方便以外，問診的時候患者容易緊張，情緒激動，這也會使脈象發生變化，干擾診斷。

診脈的手法

脈象按力度分為**浮、中、沉**，在診脈的時候，會使用到**舉、按、尋**的手法，這些都是不同的操作手法，雖然可以結合使用，但不能相混。

● **舉法**

手指較輕地按在寸口脈搏跳動部位以體察脈象。用舉的指法取脈又稱為「浮取」。

● **按法**

手指用力較重,甚至按到筋骨以體察脈象。用按的指法取脈又稱為「沉取」。

● **尋法**

尋即尋找的意思,指手指用力不輕不重,按至肌肉,並調節適當指力,或左右推尋,以細細體察脈象。

另外,在使用幾根手指上,還分**總按**和**單按**。

● **總按**

即三指同時用大小相等的指力診脈的方法,整體來辨別寸、關、尺三部和左、右兩手脈象的形態、脈位、脈力等。

● **單按**

用一個手指診察一部脈象的方法。主要用於分別瞭解寸、關、尺各部脈象的位、次、形、勢等變化特徵。

切脈不低於五十動

醫師對患者診脈的時間，一般不應少於50次脈跳的時間。每次診脈，每手應不少於三分鐘，兩手以六分鐘為宜。

診脈時間過短，無法仔細辨別脈象的節律等變化；診脈時間過長，則因指壓過久也可能使脈象發生變化，所診之脈有可能失真。

古人提出診脈需要診「五十動」，其意義有二。第一，是有利於仔細辨別脈搏的節律變化，瞭解脈搏跳動的50次中，有沒有出現脈搏節律不整的促、結、代等脈象，或者是否有時快時慢、三五不調的脈象。如果在脈搏跳動的50次中未見節律不整的脈象，則以後的脈搏跳動，通常也不會出現節律不整。

第二，是提醒醫者在診脈時態度要嚴肅認真，不可隨便觸按而草率從事，正如張仲景所說：「動數發息，不滿五十，短期未知決診，九候曾無彷彿……夫欲視死別生，實為難矣！」

專家提醒 …

初學者可以不局限於五十動或者一分鐘的時間限制，時間可以更長一點，反覆體會。需要特別注意：切忌心浮氣躁，不然會干擾脈象，影響準確性。

測脈搏跳動的快慢——至數

脈診時,首先要測的是脈搏的快慢,因為以前沒有鐘錶,所以一般用一次呼吸間脈搏的次數來衡量,又稱為「至數」。

一般來說,成年人一息四到五至為正常,超過五至為**數脈**,低於四至為**遲脈**。

現在計時方便了,一般都是直接用計時器計算,成年人每分鐘脈搏次數大多為70～80次,低於60次為遲脈,超過90次為數脈。當脈搏低於60次或者高於100次,應格外注意。

當然,不同的人也會有不同的變化,如游泳運動員的脈搏跳動通常會比較緩慢。另外,小兒脈搏的至數變化也較大:**年齡越小,脈搏越快**。

年齡與脈搏變化的規律	
初生	120～140次／分
1歲	110～120次／分
4歲	110次／分
8歲	90次／分
14歲	75～80次／分
15歲後	接近成年人

脈象的歸類

自從診脈手法發明以來，手法眾多，眾說紛紜，慢慢總結出28種常見脈象，分別是：

> 浮脈、沉脈、遲脈、數脈、滑脈、澀脈、虛脈、實脈、長脈、短脈、洪脈、微脈、緊脈、緩脈、弦脈、芤脈、革脈、牢脈、濡脈、弱脈、散脈、細脈、伏脈、動脈、促脈、結脈、代脈、疾脈（大脈）。

現代診脈，基本上都是以這28種脈象為基準，再加上健康的平脈，一共是29種。

其中，浮脈、沉脈、遲脈、數脈、虛脈、實脈、疾脈、緩脈八脈為「綱領脈」，同時也是比較容易掌握的八種脈象，我們將會以此作為本書的重點。

幾種脈象的混合出現——相兼脈

在基本的28種脈象當中，在診斷的時候可能會診出兩種或兩種以上的單因素脈相兼出現，複合構成的脈象即稱為「相兼脈」或「複合脈」。

常見的相兼脈有以下幾種類型。

浮緊脈	多見於外感寒邪的表寒證，或風寒痺證疼痛。
浮緩脈	多見於風邪傷衛、營衛不和的太陽中風證。

脈象	主病
浮數脈	多見於風熱襲表的表熱證。
浮滑脈	多見於表證夾痰，常見於素體多痰溼而又感受外邪者。
沉遲脈	多見於裡寒證。
沉弦脈	多見於肝鬱氣滯，或水飲內停。
沉澀脈	多見於血瘀，尤其常見於陽虛而寒凝血瘀者。
沉緩脈	多見於脾虛，水溼停留。
沉細數脈	多見於裡寒證。
弦緊脈	多見於寒證、疼痛，常見於寒滯肝脈，或肝鬱氣滯等所導致的疼痛等。
弦數脈	多見於肝鬱化火或肝膽溼熱、肝陽上亢。
弦滑數脈	多見於肝火夾痰、肝膽溼熱或肝陽上擾、痰火內蘊等證。
弦細脈	多見於肝腎陰虛或血虛肝鬱或肝鬱脾虛等證。
滑數脈	多見於痰熱、溼熱或食積內熱。
洪數脈	多見於陽明經證、氣分熱盛或外感熱病。

相似脈象的區分

　　一些脈象的表現比較相似，我們稱之為「相類脈」，在診脈的時候要仔細區分，以免誤診。

診脈的力度

- **淺按就能得出：浮脈、芤脈、革脈、散脈**

浮脈	輕輕按的時候能清楚測得，稍微用力脈搏會減弱，但還是能感覺到，脈形不大不小。
芤脈	浮大無力——輕按能感覺到，但是脈動無力，稍微用力就感覺不到了，有點像按在蔥管上的感覺。
革脈	顧名思義，就好像按在牛皮做的鼓面上，輕按可察，速度較快，稍微用力就很難察覺到。
散脈	字面意義上看是很散亂的意思，輕按可得，但是脈搏的頻率和力度都比較散亂，沒有什麼規律。

- **用力按才能得出：沉脈、伏脈與牢脈**

沉脈	用正常的 10～15 菽指力就能診得。
伏脈	要用超過 15 菽的力，甚至推至筋骨才能診得，而且有時候還摸不到。

| 牢脈 | 沉取實大弦長，堅牢不移。 |

跳動的快慢

● 跳動緩慢的脈象：遲脈、緩脈、結脈

遲脈	脈率少於一息四至，1 分鐘少於 60 次。
緩脈	脈率大概一息四至，1 分鐘 60～70 次，但是脈搏很無力。
結脈	脈率不但達不到一息四至，而且還會出現不規則的歇止。

● 跳動偏快的脈象：數脈、疾脈、滑脈、促脈

數脈	脈率一息五至以上，不足七至，1 分鐘 90～130 次。
疾脈	脈率更快，每息達到七至八至，1 分鐘超過 130 次。
滑脈	滑脈其實脈率並不快，但是來往滑利，感覺好像快了一樣。
促脈	不僅脈率每息在五至以上（每分鐘 80 次以上），而且有不規則的歇止。

脈形的變化

● **脈形細小、軟弱無力的脈象：細脈、微脈、弱脈、濡脈**

細脈	形小而應指明顯，很容易察覺到，主要從脈搏的形態而言。
微脈	極軟極細，按之欲絕，若有若無，起落模糊，不僅僅從脈形而言，而且主要指脈搏的力量弱。
弱脈	沉細而無力，需要用力按來感知。
濡脈	浮細而無力，即脈位與弱脈相反，輕取即得，重按反而不明顯。

● **脈形有力、充實的脈象：實脈、洪脈**

實脈	脈搏有力，無論輕按還是重按都十分清楚，來去都十分有力。
洪脈	最大的特點就是洪大，感受脈搏跳動好像占滿了整個接觸部位，脈搏來時有力、去時緩和。

- **搏動範圍比較小的脈象：短脈、動脈。**

| 短脈 | 短脈常兼遲澀。 |

| 動脈 | 動脈其形如豆，常兼滑數有力。 |

特殊脈象

- **時斷時續的脈象：促脈、結脈、代脈。**

| 促脈 | 脈搏跳動比較快，偶爾終止，沒有明顯的規則。 |

| 結脈 | 脈搏跳動緩慢，偶爾終止，沒有明顯的規則。 |

| 代脈 | 脈搏速度不一定，停止跳動比較有規律，而且停止的時間比較長。 |

相對脈象的區分

很多脈象是相對的。透過相對脈象的學習,可以提高對基本脈象的區分能力。

● 取脈的深淺──浮脈與沉脈

浮脈	用較輕的力度就能感知,用力按反而脈搏減弱。
沉脈	要用力按才能發現,用力輕的時候感覺很弱或者感覺不到。

● 脈率的快慢──遲脈與數脈

遲脈	脈率比平脈慢,一息不足四至。
數脈	脈率比平脈快,一息五至以上,不足七至。

● 搏動的強度──虛脈與實脈

虛脈	三部脈舉按均無力。
實脈	三部脈舉按皆有力。

● 脈搏的流利度──滑脈與澀脈

滑脈	往來流利,應指圓滑,「如盤走珠」。
澀脈	往來艱澀,滯澀不暢,「如輕刀刮竹」。

● 脈體的大小──洪脈與細脈

洪脈	脈體寬大,充實有力,來勢盛而去勢衰。
細脈	脈體細小如線,其勢軟弱無力,但應指明顯。

● 脈位的長短──長脈與短脈

長脈	脈管搏動的範圍超過寸、關、尺三部。
短脈	脈管的搏動短小,僅在關部明顯,而在寸、尺兩部不明顯。

● 脈勢的彈性──弦脈與緊脈

弦脈	脈管較硬,彈性差,端直以長,如按琴弦。
緊脈	脈管繃急,彈性大,脈體不大而脈勢有力,彈指如轉索。

● 脈管的鬆緊──緊脈與緩脈

緊脈	脈勢緊張有力,如按切絞繩轉索,脈管的緊張度較高。
緩脈	脈勢怠緩,脈管的緊張度較低,且脈來一息四至。

● 脈勢的散與牢──散脈與牢脈

散脈	脈位淺表,浮取應指,脈勢軟弱,散而零亂,至數不清,中取、沉取不應。
牢脈	脈位深沉,脈勢充實有力,實大弦長,堅牢不移。

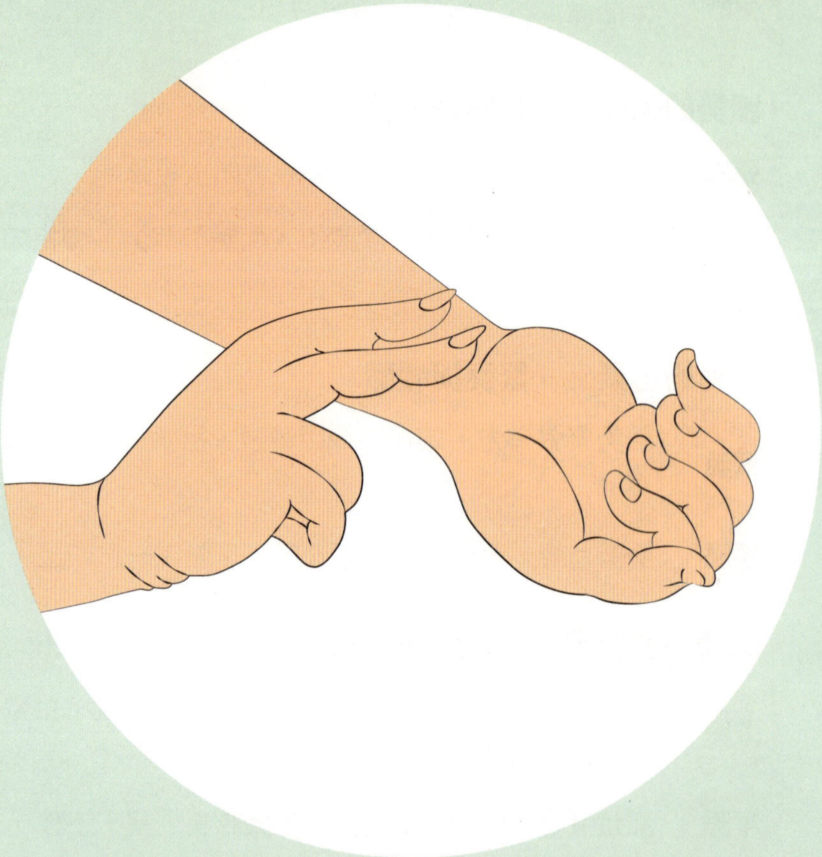

PART 2

診脈掌握身體健康

平脈 ▶▶▶ 身體健康，陰陽平衡

正常脈象也稱為平脈、常脈，是指正常人在生理狀態下出現的脈象，既具有基本的特點，又有一定的變化規律和範圍，而不是固定不變的某種脈象。

正常脈象反映了人體氣血充盈、氣機健旺、陰陽平衡、精神安和的生理狀態，是健康的象徵。

正常脈搏的形象特徵是：寸、關、尺三部皆有脈，不浮不沉，不快不慢，一息四至五至，相當於70～80次／分（成年人），不大不小，從容和緩，節律一致，尺部沉取有一定的力量，並隨生理活動、氣候、季節和環境等的不同而有相應變化。

古人將正常脈象的特點概括為「有胃」、「有神」、「有根」。

有胃

「人以水穀為本，故人絕水穀則死，脈無胃氣亦死。」
　　　　　　　　　　　　　　　　　　——《素問》

「凡脈不大不細，不長不短，不浮不沉，不滑不澀，應手中和，意思欣欣，難以名狀者，為胃氣。」
　　　　　　　　　　　　——戴啟宗／《脈訣刊誤》

「無論寸關尺，下指之時覺有平和之象，即是有胃氣。」
　　　　　　　　　　　　——陳士鐸／《脈訣闡微》

人生存的根本是飲食帶來的水穀精微，而胃是水穀之海，其重要作用不言而喻。胃的功能在診脈上也會表現出來，用專業術語來說就是「有胃」。

有胃，即脈有胃氣。脈的胃氣，主要反映脾胃運化功能的盛衰、營養狀況和能量的儲備狀況。

一般認為，診脈的時候，脈有胃氣的表現是指下具有從容、徐和、軟滑的感覺。平人脈象不浮不沉，不疾不徐，來去從容，節律一致，是為有胃氣。即使是病脈，不論浮沉遲數，只要有衝和之象，便是有胃氣。

專家提醒 ...

一般來說，一些小的健康問題，診脈的時候也是有胃氣的。如果脈象沒有胃氣，則是身體健康出現嚴重的問題，需要前往醫院檢查。

有神

「無論浮沉、遲數、滑澀、大小之各脈，按指之下若有條理，先後秩然不亂者，此有神之至也。若按指而充然有力者，有神之次也。其餘按指而微微鼓動者，亦謂有神。」

——陳士鐸／《脈訣闡微》

中醫認為「神」是精神的主宰，通俗地講，就是看起來很有精神，容光煥發。在脈象上來說，是指脈律整齊、柔和有力。

即使微弱之脈，但未至於散亂而完全無力；弦實之脈，仍帶柔和之象，皆屬脈有神氣。反之，脈來散亂，時大時小，時急時徐，時斷時續，或弦實過硬，或微弱欲無，都是無神的脈象。

大多數情況下，「有神」跟「有胃」是相輔相成的，有胃就有神，有神就有胃。所以，在實際操作的過程中，可以將這兩點一起考慮。

專家提醒 …

> 幫患者診脈的時候，是否有神十分重要。如果患者形神充沛，那麼康復就會相對迅速；如果無神，哪怕沒什麼明顯的症狀，還是要特別注意。

有根

> 「然諸十二經脈者，皆繫於生氣之原。所謂生氣之原者，謂十二經之根本也，謂腎間動氣也，此五臟六腑之本，十二經脈之根……。」
>
> ——《難經·八難》

「有根」，即脈有根基。脈的有根無根，主要說明腎氣的盛衰。由於腎藏精，乃先天之本，元氣之根，人體的十二經脈全賴腎氣的生發。

有根體現在脈診上，就是在診脈的時候，表現為尺脈有力、沉取不絕兩個方面。因為尺脈候腎，沉取候腎，尺脈沉取應指有力，就是有根的脈象。

「寸關雖無，尺猶不絕，如此之流，何憂殞滅。」這句話的意思是說，雖然患者的寸關部位診不到脈象，但是尺脈不絕有力，這種情況患者還是有救的。相反的，如果尺脈沉取不應，則說明腎氣已敗，病情危篤。

總之，脈貴有胃、有神、有根，是從不同層面強調正常脈象的必備條件。胃、神、根三者是三位一體、相互補充而不能截然分開，有胃必然有神、有根，即不論是何種脈象，只要節律整齊，有力中不失柔和，和緩中不失有力。尺部沉取應指有力，就是有胃、有神、有根的表現，說明脾、心、腎等臟腑功能不衰，氣血精神未絕，雖病而尚輕淺，正氣未傷，預後良好。

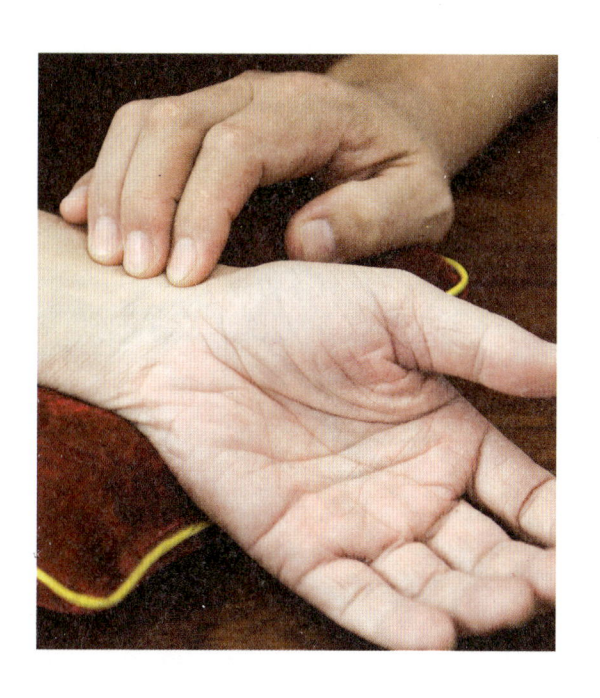

浮脈 ▶▶▶ 主表證

「浮脈者，脈在肉上行也。」——《難經》

「浮脈法天，輕手可得，泛泛在上，如水漂木。」

——宋・崔嘉彥／《崔氏脈訣》

脈象解析

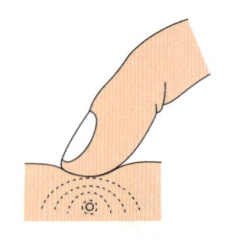

平脈診脈力度

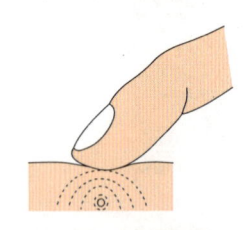

浮脈宜用舉法輕按

浮脈，顧名思義就是脈搏浮在表面的意思，用手輕觸就能清晰感覺到脈搏的存在，就好像都已經到了肉的上面、在皮肉之間一樣。

略微用力時，有一種按到漂浮在水中的小木棍一樣的感覺，按之下沉，力度減輕又浮起來了。如果用力按，會發現脈搏的跳動又弱了不少，可以用「舉之有餘，按之不足」來形容。

專家提醒⋯

診浮脈要因人制宜，較胖的人本身脈沉，較瘦的人本身脈浮，所以沒有絕對的標準，故有「浮無定候」的說法。

寸口三部脈象

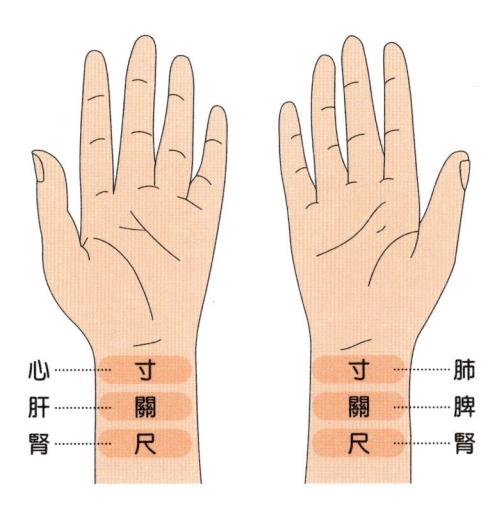

左手：心—寸、肝—關、腎—尺
右手：寸—肺、關—脾、尺—腎

心 心陽上升，多表現為失眠、心煩等症狀

肺 傷風，多表現為咳嗽、呼吸短促等症狀

肝 肝氣鬱

脾 胃氣脹，多表現為泛酸、嘔吐等症狀

腎 腎氣不足，多表現為腰痠背痛、小便不利、女子帶下等症狀

主病

表證由於外感病邪停留於表時，衛氣抗邪，脈氣鼓動於外，故脈位淺顯。**浮而有力為表實，浮而無力為表虛。**內傷久病者因陰血衰少，陽氣不足，虛陽外浮，脈浮大無力，為危證。

對應的健康問題 1

煩躁失眠

脈　　象　左手寸脈浮緊。

健康問題

因著急上火,或者因夏季天氣炎熱,或者在高溫環境工作導致心火上炎,心陽上升,傷及神智而致煩躁失眠。

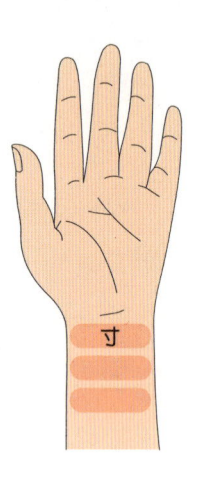

延伸辨證及確診

① 夏季燥熱導致晚上睡不著。
② 之前沒有失眠症狀,但是因為某件事上火而導致最近睡眠不好。
③ 形體較瘦,精力旺盛,但睡眠較少,脾氣急躁。
④ 可能有口舌生瘡、口腔糜爛的症狀,舌尖發紅。

專家提醒 …

　　五臟當中,心主火,火的天然屬性是向上的,所以心火旺盛必然會影響到頭部。精神上表現為亢奮、失眠。口腔方面的主要表現為出現各種口瘡,以及舌尖改變。中醫認為舌為心之苗,舌尖發紅多半表示心火旺盛。

特效方

● **蓮子粥**

食材：帶心蓮子20克，白米50克。
作法：1. 蓮子浸泡1小時後，剖開。
2. 和白米混合加水煮粥即可。

▶ 每日1劑，不拘時熱服。

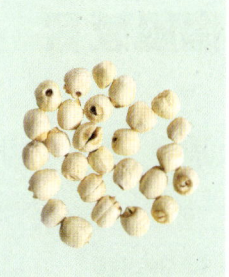

按摩方

● **掐按少衝穴**

用拇指指尖掐按另一手小指指甲內側的少衝穴，每次2分鐘，每天3～5次。

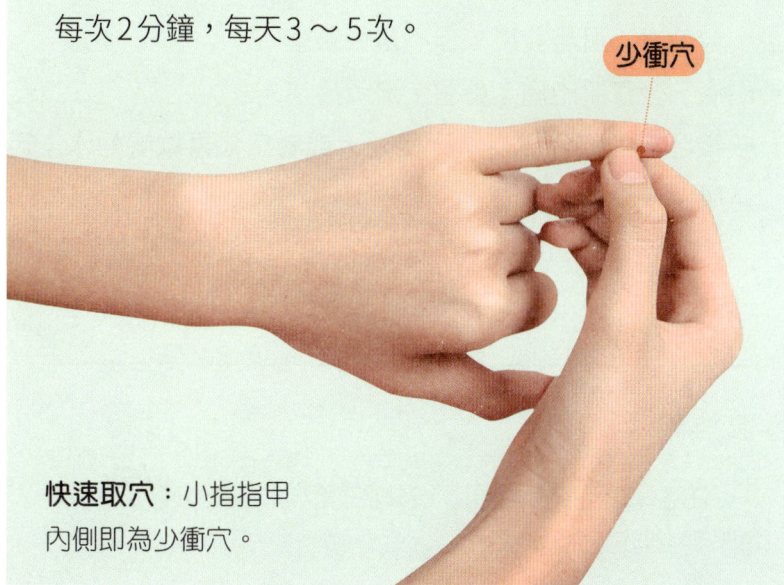

少衝穴

快速取穴：小指指甲內側即為少衝穴。

對應的健康問題 ❷

傷風感冒

脈　　象　右手寸脈浮緊。

健康問題

風寒傷肺，肺失宣降而導致咳嗽、氣喘。

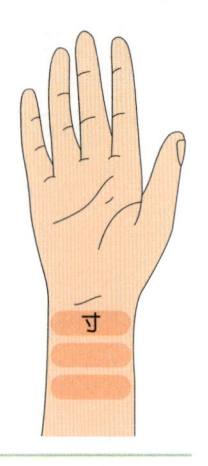

延伸辨證及確診

① 是否於秋冬季節在室外受過寒冷刺激？
② 最近是否去過一些較為寒冷的場所？
③ 十分怕冷；可能發燒，但不是很嚴重。
④ 頭痛，全身肌肉痛；鼻塞，流清鼻涕。
⑤ 咳嗽吐痰，痰色發白；不口渴，或者口渴喜歡喝熱水；舌苔薄白。

專家提醒 …

　　注意保暖，飲食宜清淡，多喝白開水。在室內運動和休息，每天至少開窗通風兩次。

特效方

● 蔥豉湯

食材：蔥白30克，淡豆豉9克，生薑3片。
作法：將上述食材加清水適量，煎煮數沸，濾渣備用。

▶ 每日1劑，不拘時熱服。

● 薑糖飲

食材：生薑20克，紅糖10克。
作法：將生薑切絲，用開水悶泡，5分鐘後調入適量紅糖即可。

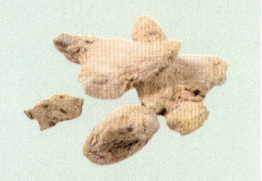

▶ 每日不拘時間次數，熱飲即可。

按摩方

● 按揉風池穴、太陽穴

按揉後頸部風池穴5分鐘，然後揉按兩側太陽穴3分鐘。

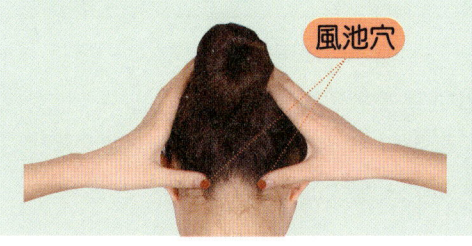

風池穴

快速取穴：頸後，後頭骨下兩條大筋外緣凹窩中，與耳垂平齊處即為風池穴。

對應的健康問題 ③

肝氣鬱

脈　　象　左手關脈浮弦。

健康問題

大多數情況是因為遇到不順心的事情又發洩不出來,導致肝氣鬱結。

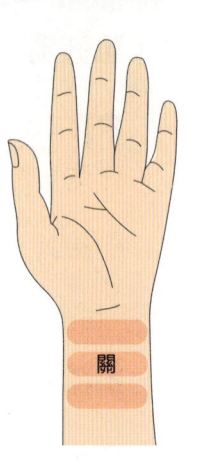

延伸辨證及確診

① 患者本身少言寡語,很少與人交流。
② 最近在工作、生活上可能碰到不順心的事。
③ 食欲減退,經常會感覺胸悶。
④ 肋脅部位可能會有較嚴重的疼痛,且疼痛部位經常變化,有間歇性好轉。
⑤ 如果有噯氣(打嗝),則疼痛會稍減。

專家提醒 …

　　平時應該多與人交流、傾訴。如果不願意交流、傾訴,不妨出門做一些自己喜歡的事情或者運動,來舒緩心情,比如去戶外走一走,呼吸一下新鮮空氣。最忌借酒澆愁。宣洩療法是比較有效的一種方式,包括大喊大叫或較為劇烈的運動等。

> 特效方

● 荸薺綠豆湯

食材：荸薺2個，綠豆30克。
作法：1. 荸薺去皮，切塊；綠豆用水浸泡2小時。
　　　　2. 鍋中加水，放入荸薺、綠豆小火煮20分鐘即可。

▶ 每日1劑，不拘時溫服。

> 按摩方

● 按揉太衝穴

四指在下，用拇指按揉太衝穴，2分鐘後換另一側，每天2～3次。

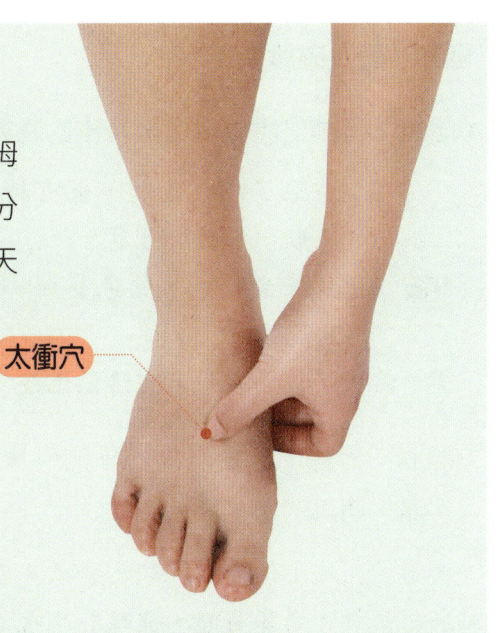

太衝穴

快速取穴：沿第一、第二趾間橫紋向足背上推，感覺到有一凹陷處即為太衝穴。

對應的健康問題 ❹

胃氣脹

脈　　象　右手關脈浮。

健康問題

因為飲食不當、情志不舒、脾胃虛弱等原因造成的噯氣、痞滿等胃脹氣症狀。

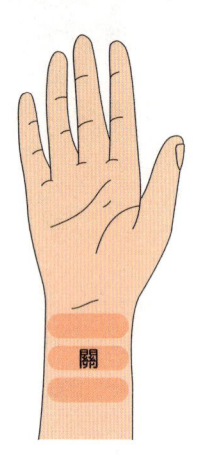

延伸辨證及確診

①噯氣：胃中氣體上出咽喉發出的聲響。產生噯氣的可能原因：

　肝胃不和：除了噯氣症狀，也有精神不振、情緒低落等症狀，宜疏肝理氣。
　脾胃虛寒：聲音較低、臉色蒼白、嘔吐酸水較多，宜溫胃驅寒。
　胃中痰火：口渴唇乾，宜清熱化痰。

②痞滿：胃部，以至整個心下的中焦區域都感覺脹滿，用手按不痛。痞滿的可能原因：

　痰溼內阻：小便黃澀、缺乏食慾，宜祛溼化痰。
　肝鬱氣滯：煩躁易怒，宜疏肝理氣。
　脾胃虛弱：宜補中益氣。

③泛酸：口中經常泛酸，嚴重的可能會嘔吐清水樣物。

特效方

● **陳皮山楂茶**

藥材：陳皮3克，乾山楂5克。
作法：熱水沖泡代茶飲。

▶ 不限時間次數。

⚠ 不宜空腹喝。

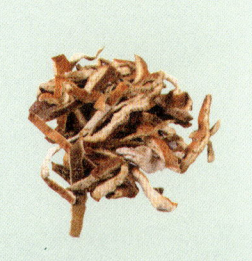

按摩方

● **按揉足三里穴**

按揉足三里穴，垂直向下壓揉3分鐘，每天2次。

足三里穴

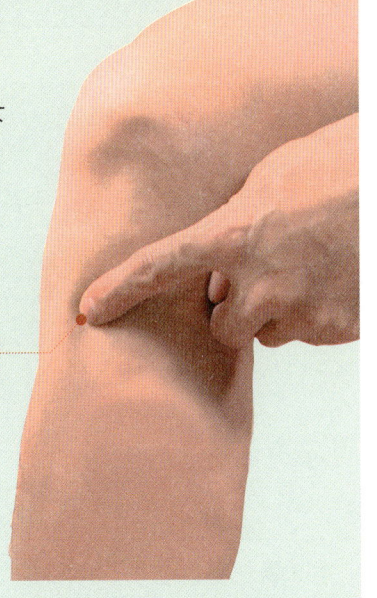

快速取穴：小腿外側外膝眼下3寸（4橫指）處即為足三里穴。

沉脈 ▶▶▶ 多主裡證

「沉脈,舉之不足,按之有餘。」——西晉·王叔和／《脈經》

脈象解析

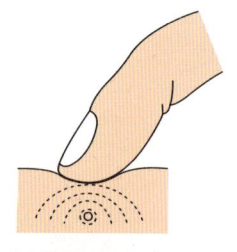

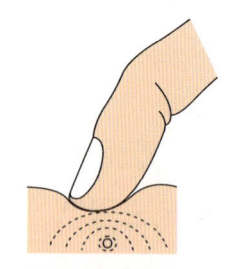

平脈診脈力度　　　　沉脈宜用按法重按

　　沉脈,從字面的意思看就是脈搏沉在下面的意思,所以又可以將其理解為「深脈」。在診脈的時候,用舉法輕取完全感覺不到,適中的力度也只是模模糊糊,只有用10～15菽的力度才能清晰診到。

專家提醒 ···

　　沉脈多與身體內部的疾病「裡證」相關,但是沉脈不一定意味著就是病脈,以下幾種情況要考慮進去:
- 尺脈本來就應該是沉脈,不健康的尺脈就接近伏脈了。
- 如果一個人寸關尺脈皆沉,但沒有明顯的其他症狀,那麼也是健康脈,只是體質特殊而已。

寸口三部脈象

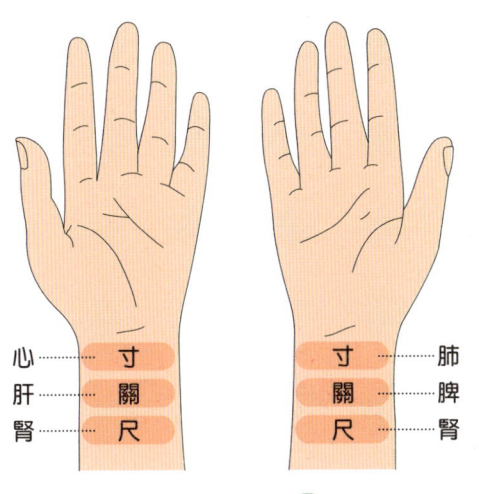

左手		右手	
心	寸	寸	肺
肝	關	關	脾
腎	尺	尺	腎

心 心陽不足，水飲停胸

肺 肺氣不足，上焦痰鬱

肝 肝鬱氣痛

脾 脾虛泄瀉不化

腎 男性陽痿早洩，女性痛經

主病

非健康的沉脈多主裡證。

如果脈沉而有力，多為裡實。邪實內鬱，正氣尚盛，邪正相爭於裡，致氣滯血阻，陽氣被遏不能鼓動脈氣於外，故脈沉而有力，可見於氣滯、血瘀、食積、痰飲等病證。

如果脈沉而無力，多為裡虛。患者本身氣血不足，或陽虛氣乏，無力升舉鼓動，故脈沉而無力，可見於各臟腑的虛證。

對應的健康問題 ❶

痰鬱

脈　象　右手寸脈沉滑或澀。

健康問題

痰鬱結於肺，胸悶，咳之不出，稍微一動就會喘息不止。

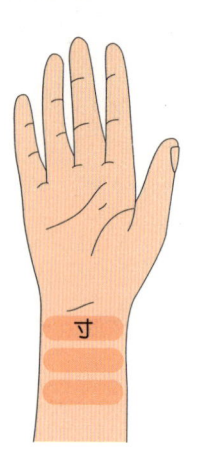

延伸辨證及確診

①脈象沉滑或澀。
②身體肥胖或者最近一段時間暴飲暴食。
③胸悶想咳嗽，但是又咳不出來，感覺有痰咳不出。
④稍微一動就會喘息不止。
⑤心煩不止，失眠或睡眠品質差。
⑥嚴重的有胃痛甚至嘔吐。

專家提醒…

　　如飲食過度引起應該節制飲食，吃一段時間的清淡素菜，配合理氣化痰的藥物。如肥胖、脾溼引起的宜健脾利溼、解鬱化痰。

特效方

- **柴胡黃芩湯**

  藥材：柴胡10克，黃芩10克。
  作法：將上兩味藥材剪碎，加清水適量煎煮，濾渣留汁備用。

  ▶ 每日早晚各溫服1次。

- **葫蘆（蒲瓜）黃酒**

  藥材：葫蘆（蒲瓜）1個，黃酒2000毫升。
  作法：將葫蘆（蒲瓜）洗淨切塊，加黃酒密封浸泡2週，濾去葫蘆（蒲瓜）及渣滓即可。

  ▶ 每日50毫升，不拘時服用。

按摩方

- **按揉膻中穴**

  以食指指腹用力揉按膻中穴，每次3～5分鐘，每日2次。

  快速取穴：兩乳頭連線中點處即是膻中穴。

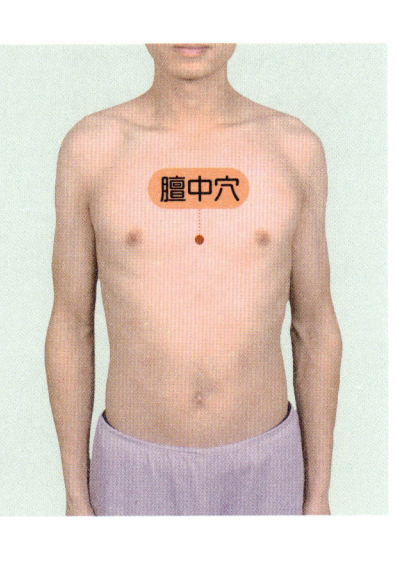

  膻中穴

對應的健康問題 ②

飲停胸脅

脈　　象　左手寸脈弦沉。

健康問題

水喝下去感覺停滯在胸口，咽不下去，可能會有胸痛等症狀，多半是因為陽虛，無力推動水液運行導致。

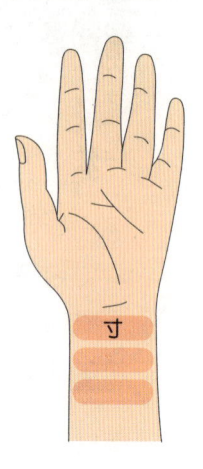

延伸辨證及確診

① 可能剛經歷過劇烈的寒熱變化，如夏天喝冰飲等。
② 喝下去的水感覺停留在胸部，繼續飲水則難以下嚥。
③ 胸脅疼痛，咳嗽時加劇。
④ 睡覺時，翻轉身體會疼痛加劇。

專家提醒 …

　　如果飲停胸脅持續時間較長，或者症狀較為嚴重，則可能會發展成為嚴重疾病，所以應及早就醫。

特效方

● **逐水瀉肺湯**

藥材：葶藶子、紅棗、陳皮、紫蘇子霜各12克，香附、旋覆花、半夏各10克，茯苓15克，薏仁20克。

作法：將所有藥材粗碎，加清水適量，煎煮數沸，濾渣服用。

▶ 每日1劑，7天為一個療程。

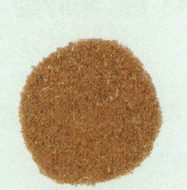

按摩方

● **按揉中府穴**

按揉前胸兩側的中府穴，每次按揉3分鐘，每天2～3次。

中府穴

快速取穴：中府穴位於鎖骨外緣三角窩中心下1寸。

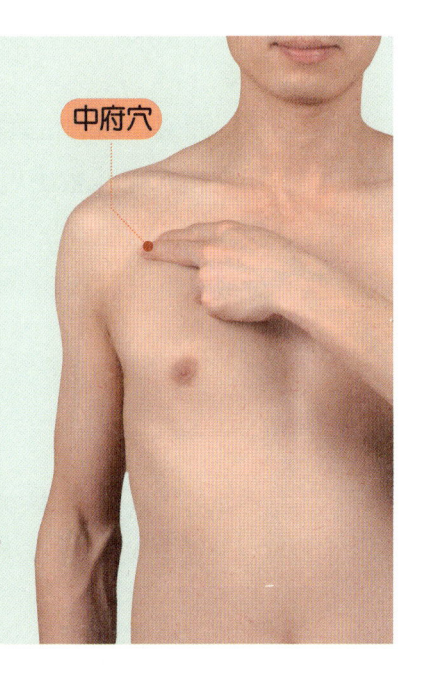

對應的健康問題 3

肝鬱氣痛

脈　　象　左手關脈沉弦。

健康問題

肝氣鬱結不得舒，不通則痛。所以肝鬱者會感覺到兩脅竄痛，嚴重的會導致腹部脹痛。

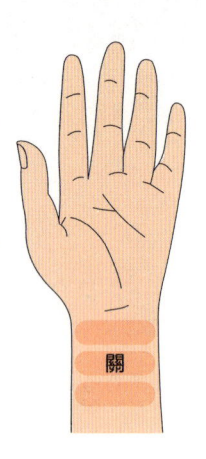

延伸辨證及確診

①性格比較內向，之前可能遇到一些不順心的事情，尤其是生悶氣。
②兩脅脹痛，而且疼痛的位置會經常移動。
③時間長了之後，可能會出現月經不調、肝脾腫大、精神官能症等疾病。
④某些肝炎或其他肝臟疾病，也會導致肝鬱氣痛。

專家提醒 ‧‧‧

> 　　肝氣鬱結除了飲食、中藥調養以外，精神調攝（情緒調節）也很重要。要經常與人交流，把心中的各種鬱悶盡可能透過向人傾訴，排解出去。

特效方

● **雙烏茶**

藥材：烏砂糖3克，烏梅2枚。
作法：將兩味藥用熱水沖泡。

▶ 代茶飲用，每日2～3次

⊘ 糖尿病患者禁用。

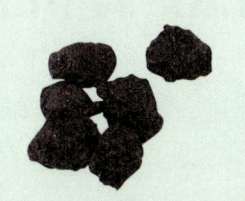

按摩方

● **按揉肝俞穴**

按揉背部的肝俞穴，兩側各按5分鐘，每天2次。

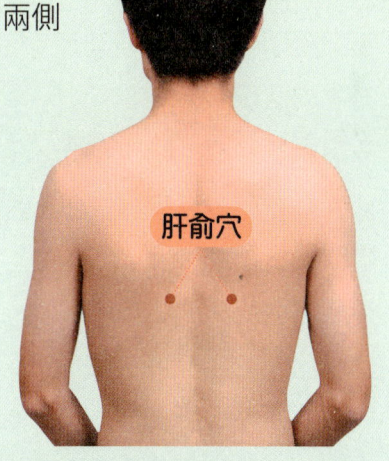

肝俞穴

快速取穴：肩胛骨下角水平線與脊椎相交椎體處，往下推2個椎體，其下緣旁開2橫指處即是肝俞穴。

對應的健康問題 ❹

脾虛泄瀉不化

脈　　象　右手關脈沉緩。

健康問題

飲食失調、過度勞累、熬夜、久病等都可能導致脾虛。脾主運化水穀精微，水穀精微得不到運化時，就只能排泄出體外，也就是「完穀不化」。沉脈主要以脾陽虛為主。

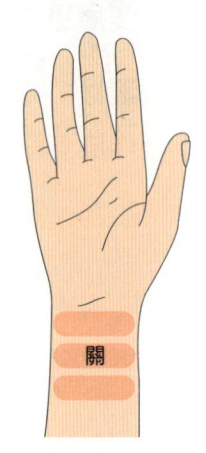

延伸辨證及確診

① 腹部隱隱作痛、大便溏稀（接近水狀，不成形）、四肢發涼為主的狀況。
② 多為過度飲食、缺少運動、偏胖的中老年人。
③ 曾大量食用冷飲或寒性食物導致傷脾。
④ 暴飲暴食傷脾。
⑤ 身體虛弱或久病體虛。

專家提醒 ⋯

　　現代人，尤其是都市的中老年上班族，大多數都有脾陽虛的問題，主要是因為他們大多有飲食不節制、勞累、熬夜等情況。如果你有小肚子並且體重偏重，就要小心了。

特效方

● **黑米山藥粥**

食材：黑米50克，山藥50克。
作法：1. 將山藥去皮切塊，黑米淘洗乾淨。
　　　　2. 將山藥與黑米和勻，加水熬成粥即可。

▶ 每日1～2劑，不拘時溫服。

按摩方

● **按揉脾俞穴**

　　可由旁人幫助按揉背部脾俞穴，兩側各按5分鐘，每天2次。

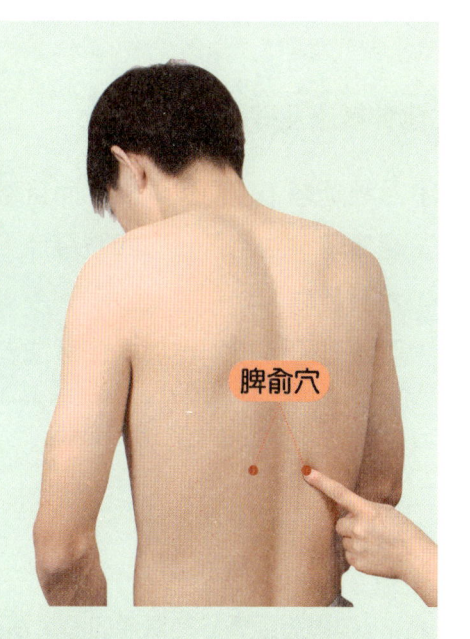

脾俞穴

快速取穴：肚臍水平線與脊椎相交椎體處，往上推3個椎體，其上緣旁開2橫指處即是脾俞穴。

對應的健康問題 ⑤

經痛

脈　象　雙手尺脈沉。

健康問題

經痛的原因很多，比較常見的是寒邪侵襲，可見脈沉而緊，經血量不多，且帶深紅色血塊，其他還有氣滯、溼熱、肝腎不足等原因。這裡說的是「寒痛」。

延伸辨證及確診

①月經延遲，經血量偏少，而且帶少量顏色深紅的血塊。
②經痛時，臉色青白，四肢發涼，怕冷。
③舌苔發白。
④腹痛難忍，按則更痛；保暖或者熱敷時，疼痛會減輕。

專家提醒 …

中醫將經痛分為氣滯血瘀、寒凝血瘀、溼熱鬱結、氣血虛弱、肝腎不足等很多類型，每種類型在脈象上的表現都不同，一定要分清楚才能對症治療。

特效方

- **溫經止痛湯**

    藥材：川芎、五靈脂、白芷、生薑各10克，焦艾、香附各15克。

    作法：將上述藥材加水大火燒開，轉小火煮取1/3，濾渣備用。

    ▶ 每日1劑，不拘時熱服。

按摩方

- **按揉三陰交穴**

    用拇指指腹按揉三陰交穴5分鐘，每天3～5次。

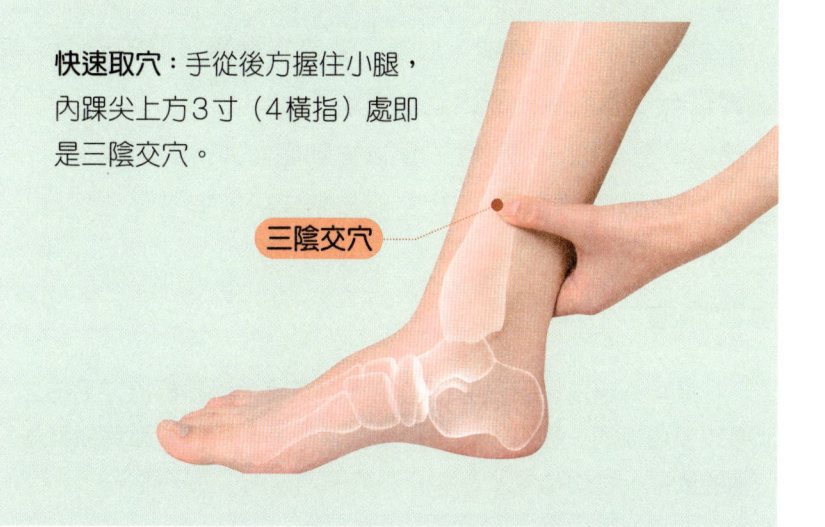

    快速取穴：手從後方握住小腿，內踝尖上方3寸（4橫指）處即是三陰交穴。

    三陰交穴

對應的健康問題 6

腎氣不足

脈　　象　雙手尺脈沉細。

健康問題

各種早衰的症狀都可能是腎氣不足導致的。

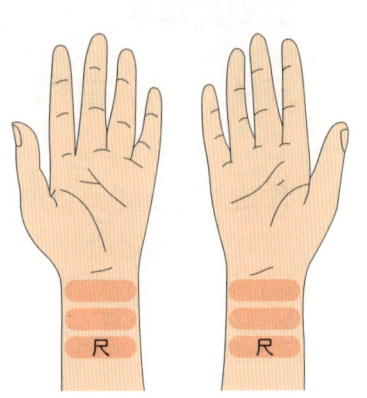

延伸辨證及確診

① 盜汗。睡覺時會大量出汗。
② 少年白。毛髮為氣血運行的終點，是腎氣的外在表現，一旦出現少年白，可能是腎氣不足。
③ 坐著時會不自覺抖腿，很多人認為這是素質低的表現，其實還有一個可能的原因就是腎精不足。
④ 傍晚時分低燒，是腎氣不足以推動氣血運行的表現。
⑤ 中老年人小便時寒顫，也是腎氣不足的表現。

專家提醒 ...

　　腎氣不足是早衰最直接的原因，而且會引起抵抗力下降，導致多種疾病。種子是植物生命的精華，各種種子都有補腎固精的效果，比如花生、芝麻、韭菜子、核桃、瓜子等。

特效方

● **五子補腎茶**

藥材：枸杞（子）2克，車前子、五味子、覆盆子、菟絲子各1克。

作法：將上述藥材放入鍋中，加清水500毫升，小火煮取250毫升即可。

▶ 每天早晚各溫服1次。

按摩方

● **按揉關元穴**

按揉關元穴，用食指和中指揉按3分鐘，每天2次。或者一邊散步，一邊用手掌揉按穴位。

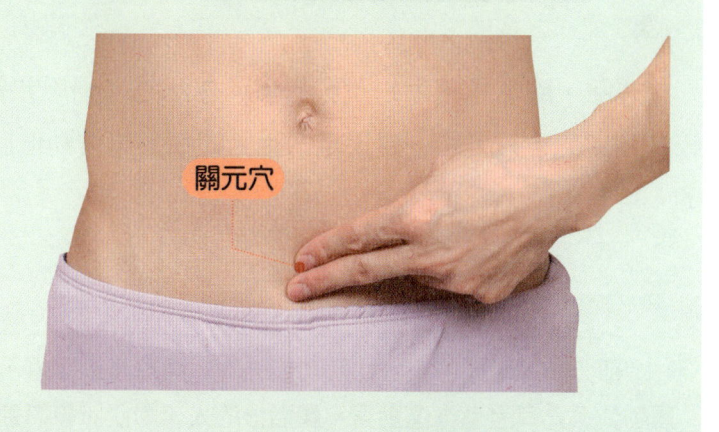

關元穴

快速取穴：肚臍正下3寸（4橫指）處即是關元穴。

遲脈　▶▶▶ 多主陰證、寒證

「遲脈，呼吸三至，去來極遲。」──西晉・王叔和／《脈經》

脈象解析

遲脈，顧名思義就是跳動緩慢。遲脈是各種脈象當中比較好判定的，只要是一息不足四至，即每分鐘搏動低於60次的，均為遲脈。

專家提醒 ···

部分特殊職業的人，心肺功能強大，脈搏跳動緩慢，比如運動員，尤其是游泳運動員。像這樣的人，即使脈象為遲脈也是屬於正常、健康的。

寸口三部脈象

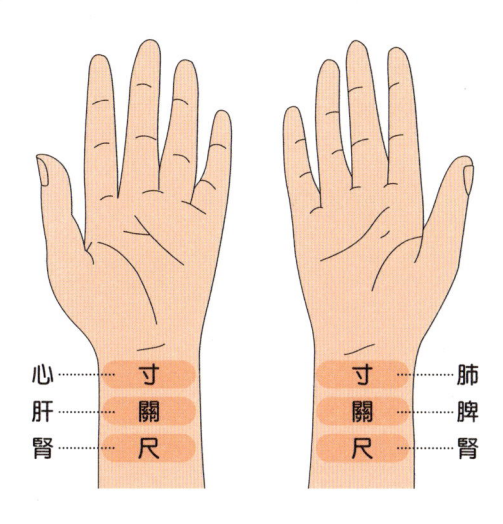

左手		右手
心 — 寸		寸 — 肺
肝 — 關		關 — 脾
腎 — 尺		尺 — 腎

心 心氣虛寒，怕冷，心慌短，臉色青白

肺 寒氣傷肺，咳嗽，胸痛，臉色青白

肝 肝寒，人多憂鬱膽怯，不喜歡說話，四肢無力

脾 胃冷痛，喜熱飲，吃寒食時會嘔吐清水

腎 腎虛寒，腰背痠痛，雙腿沉重，大便不成形

主病

遲脈大多與寒證相關。中醫認為寒主凝滯，而脈搏的快慢依賴於陽氣的推動，身體一旦被寒邪入侵，氣血運行必然受阻，在脈象上就會表現為遲脈。**如果是實寒，則脈搏遲而有力；如果是虛寒，則脈搏遲而無力。**

對應的健康問題 1

心氣虛寒

脈　　象　左手寸脈遲而無力。

健康問題

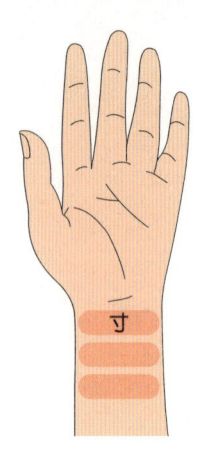

心氣虛寒，寒凝心脈。

延伸辨證及確診

① 脈象遲而無力。
② 經常性心悸、氣短。
③ 睡眠品質差，多夢話，易醒。
④ 容易感冒，感冒後症狀加重，臉部容易紅腫。
⑤ 病程一般較長，多有慢性心臟疾病。

專家提醒 …

治療以補心、益氣、安神為主，生活上要注意手腳的保暖。

特效方

● **龍眼蓮子百合湯**

食材：龍眼肉5顆，蓮子10顆，百合15克，冰糖5克。

作法：將龍眼肉、蓮子、百合洗淨，加清水適量，煲煮半小時，再加冰糖，煮至溶化即可。

▶ 每日2劑，不拘時溫服。

按摩方

● **掐按內關穴、神門穴**

用拇指掐按兩臂的內關穴、神門穴，每側各2分鐘。

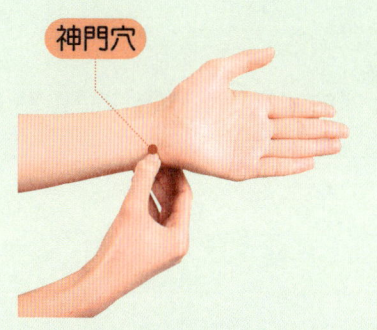

神門穴

內關穴

快速取穴：腕前區，腕掌側橫紋尺側端，尺側腕屈肌腱的橈側緣。

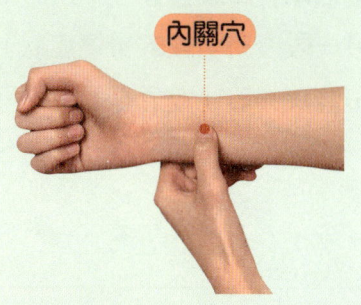

快速取穴：前臂前區，腕橫紋向上量3橫指，兩條大筋之間即是。

對應的健康問題 ❷

肺寒咳嗽

脈　　象　右手寸脈遲。

健康問題

寒邪客肺，陽氣不得宣洩，導致寒傷肺氣，陰寒內盛。

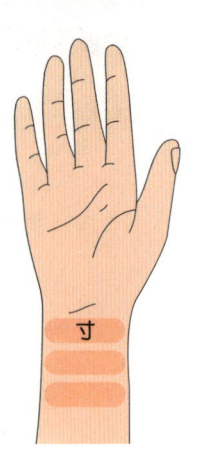

延伸辨證及確診

① 脈象遲而有力。
② 咳嗽聲大，聲音重而濁，喘息。有痰，痰色清白。
③ 怕冷，四肢發涼。
④ 一般沒有明顯的發燒症狀。
⑤ 發病一般比較急，以突然發作的咳嗽和氣喘為辨證重點。

專家提醒 …

　　治療以溫肺散寒、止咳平喘為原則，可以多喝熱水，吃一些潤肺效果明顯的食物，如蜂蜜、川貝母、梨子等。

特效方

● **薑糖飲**

食材：生薑20克，紅糖30克。

作法：將生薑洗淨切片，加適量水煎煮，加紅糖調勻備用。

▶ 每日早晚各1次，趁熱飲用。

按摩方

● **按揉肺俞穴**

雙手對搓大魚際3分鐘，按揉背部肺俞穴5分鐘。

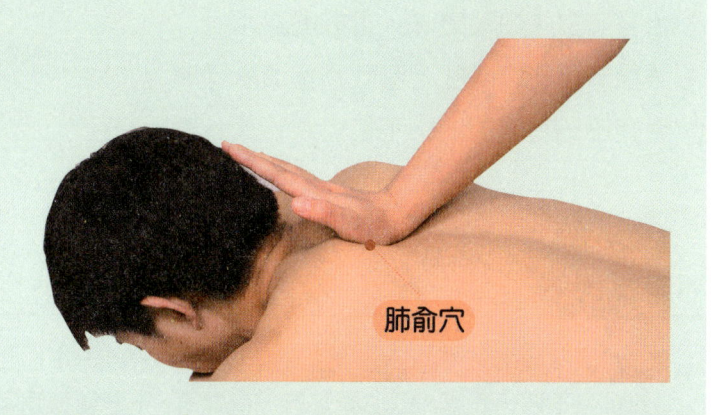

肺俞穴

快速取穴：低頭屈頸，頸背交界處椎骨高突向下推3個椎體，其下緣旁開2橫指處即為肺俞穴。

對應的健康問題 ③

胃寒、胃痛

脈　　象　右手關部脈遲、沉。

健康問題

多因脾胃功能比較差,再加上飲食不節制,多食生冷,陰寒凝滯胃腑所導致。

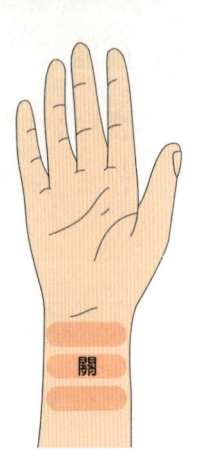

延伸辨證及確診

① 脈象遲而沉。
② 胃疼痛,用手按或者熱敷會略為緩解。
③ 舌苔發白,口淡無味,喜歡喝熱水。
④ 嚴重時可能會嘔吐,嘔吐物呈清水樣。
⑤ 會有不同程度的消化不良症狀。

專家提醒 …

　　治療以暖胃散寒為主,不宜吃生冷或寒性的食物,尤其是冷熱食物不要一起吃。飲食要定時、有規律,不要隨意吃零食,也不要暴飲暴食。有了胃寒症狀應該及時調養,否則可能會引起胃潰瘍、十二指腸潰瘍等慢性胃腸病。

特效方

● **甘草養胃茶**

食材：甘草15克，乾薑5克，紅棗5顆。
作法：將乾薑、甘草粗碎，加紅棗及適量水煎煮15分鐘，去渣備用。

▶ 每天睡前1次，吃棗喝湯。

● **桂皮紅糖飲**

藥材：桂皮10克，紅糖20克。
作法：將桂皮、紅糖加水適量煎煮10分鐘，去渣備用。

▶ 每天早晚各1劑，熱服。

按摩方

● **揉神闕穴**

　　每天飯後散步時，用手掌覆蓋在神闕穴（肚臍）上，順時針輕輕揉動，揉20～30分鐘。

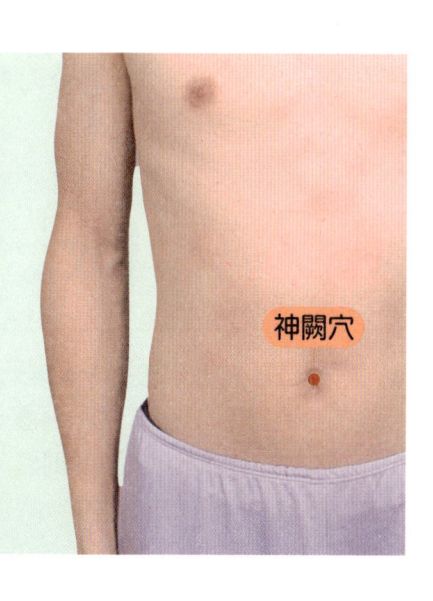

神闕穴

對應的健康問題 ④

腎虛寒

脈　象　雙手尺部脈遲而無力。

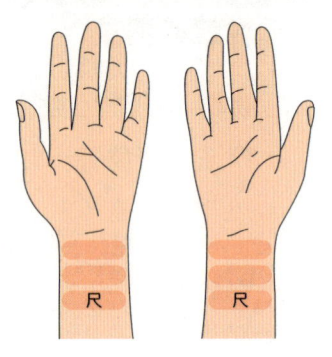

健康問題

腎陽虧損，導致腰背痠痛、雙腿沉重、性功能減退等。長期缺乏運動、工作壓力大、長期生活在寒冷環境中等是其病因。老年人的自然衰老也是因素之一。

延伸辨證及確診

① 尺脈沉遲而無力。
② 早晨起來腰痠背痛，雙腿無力。
③ 小腹脹滿，上廁所大便不多，用手揉腹，症狀減輕。
④ 部分人會出現脅下痛。
⑤ 大便不成形，排便不規律。

專家提醒 …

　　腎虛寒是老年人的一種常見症狀，補腎、養腎是老年人長壽的重要養生方法。但是，腎虛、腎寒有越來越年輕化的趨勢，許多中年人也有這方面的問題。日常生活中需要注意飲食均衡、休息規律和減輕壓力。

特效方

● **枸杞豬腰粥**

食材：枸杞5克，豬腰50克，粳米*50克。

作法：1. 將粳米淘淨，豬腰洗淨切片，枸杞洗淨備用。

2. 鍋內加水燒開，放入粳米、枸杞、豬腰，煎煮數沸，至米熟爛即可。

▶ 每日1劑，不拘時溫服。

* 粳米，俗稱的「蓬萊米」，米粒透明、較圓短。

按摩方

● **按揉三陰交穴、足三里穴**

用拇指按揉兩腿三陰交穴和足三里穴各10分鐘。

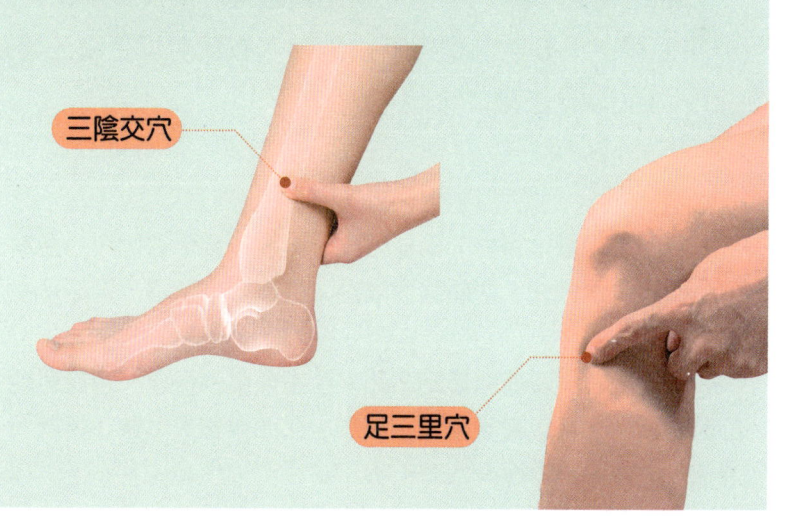

三陰交穴

足三里穴

數脈　▶▶▶ 多主陽證、熱證

「數脈，去來促急，一日一息六七至。」
——西晉・王叔和／《脈經》

脈象解析

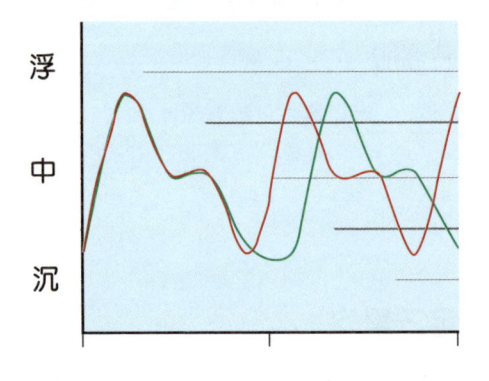

浮
中
沉

― 常脈的搏動速度

― 數脈的搏動速度

數脈的意思，就是脈搏跳動比較迅速。對於數脈的判定也非常簡單，只要數清楚脈搏跳動的次數就可以。每分鐘跳動90～130次，都屬於數脈。

專家提醒 …

數脈和遲脈是相對的兩種脈象，兩種一起學習比較方便掌握。數脈脈速較快，遲脈脈速較慢；數脈多主熱證，遲脈多主寒證。

數脈經常與其他脈象結合起來產生兼脈的脈象。掌握單純的數脈以後，可以繼續學習相兼脈，比如浮數、沉數、弦數、滑數、洪數、細數等。

寸口三部脈象

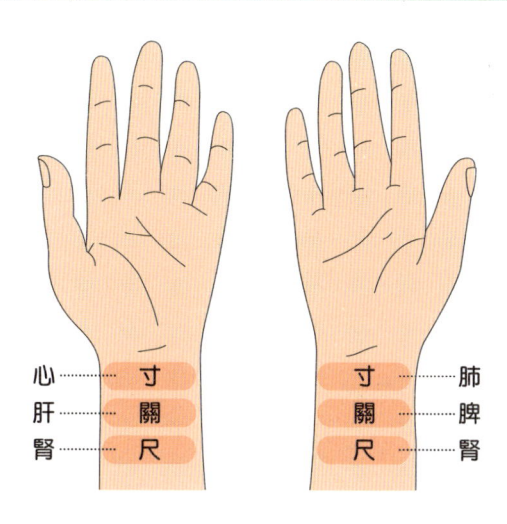

```
心 ──── 寸          寸 ──── 肺
肝 ──── 關          關 ──── 脾
腎 ──── 尺          尺 ──── 腎
```

心 心實熱，面赤身熱，口舌生瘡

肺 肺實熱，肺部脹滿，咽喉如堵，咳嗽洪亮，痰發黃

肝 肝熱鬱積，兩脅痛，易發怒，眼睛發熱、紅腫

脾 胃實熱，口渴能飲，嘴唇發乾，能吃易餓，小便發黃

腎 腰膝痠痛，腰背強急，小便赤黃，臉色發黑，牙垢增多

主病

　　數脈，大多與熱證相關，有力為實熱，無力為虛熱。外感熱證初起，臟腑熱盛，邪熱鼓動，血行加速，**脈快有力為實熱**。陰虛火旺，津血不足，虛熱內生，**脈快而無力為虛熱**，脈象多為細數相兼脈。

對應的健康問題 ①

口舌生瘡

| 脈　　象 | 左手寸脈數而有力。 |

健康問題

嘴角周圍、口腔內部都可能出現一些斑點或者潰瘍，遇到冷、熱、酸、甜、辣等刺激，則疼痛難忍。

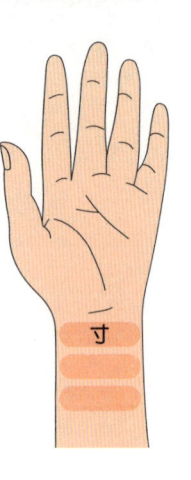

延伸辨證及確診

①臉色為不健康的潮紅，聲音響亮有力。
②全身發熱，不怕涼。
③舌尖發紅。
④飲食多肥甘厚味，或菸酒過度。
⑤外感風熱或者溼熱。
⑥情志鬱結。

專家提醒…

如果寸脈數而無力，是心虛熱引起的；虛熱多，是因為體弱造成的。心實熱，以清熱解毒治療為主；虛熱，以滋陰袪火為主。

> 特效方

● **苦丁蓮心茶**

藥材：苦丁2克，蓮子心2克。
作法：熱水沖泡。

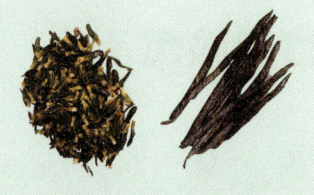

▶ 代茶飲，每日2杯。如果苦味太重，可以用來漱口。

> 按摩方

● **按揉大陵穴**

　　用一隻手的拇指按揉另一隻手腕的大陵穴，每側各按揉5分鐘，每天2～4次。

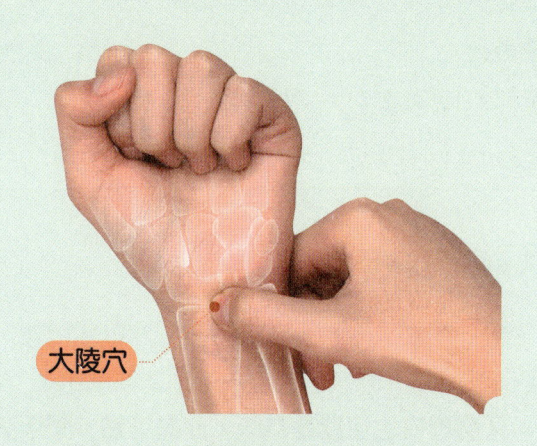

大陵穴

快速取穴：手腕掌側橫紋中點處即為大陵穴。

對應的健康問題 ②

實熱咳嗽

脈　　象　右手寸脈浮數而有力。

健康問題

熱咳多是由風熱犯肺引起的，肺部最容易感受外邪，一旦受風熱所侵，肺失清肅，則導致咳嗽。

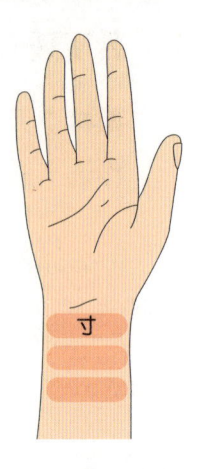

延伸辨證及確診

① 多發生在夏季或者夏末秋初。
② 不容易咳出痰，但是咳嗽的聲音較大。
③ 痰呈濃黃色。
④ 經常伴有咽喉發乾、喉嚨痛、頭暈、頭痛、舌頭發紅等症狀。

專家提醒 ····

　　咳嗽分熱咳和寒咳，寒咳多因外感風寒所致，脈浮遲，應與熱咳區分清楚。熱咳的治療一般以清熱解毒、止咳化痰為主。另外，**久病患者也可能是熱咳，此為虛熱；脈浮數而無力，屬於內傷咳嗽**。

特效方

● **青葉銀花茶**

藥材：大青葉2克，金銀花2克。

作法：將大青葉、金銀花洗淨，熱水沖泡。

▶ 代茶飲，每日不拘時隨意取用，熱服。

按摩方

● **按揉風池穴**

兩手抱頭，按揉頸後大筋兩側的風池穴，每次3～5分鐘。

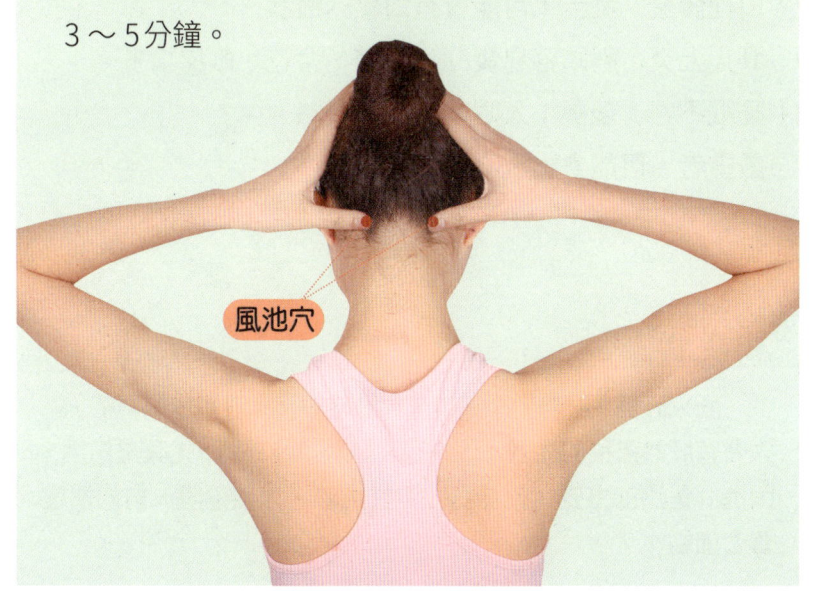

對應的健康問題 ❸

肝熱鬱積

| 脈　　象 | 左手關脈數。 |

健康問題

肝熱分陰虛導致的虛熱，以及積熱或肝氣鬱結導致的實熱。

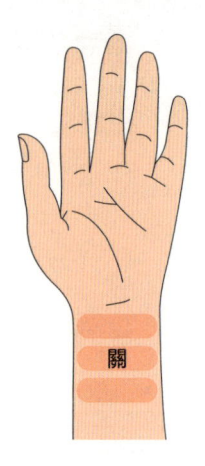

延伸辨證及確診

① 與平時相比，脾氣越來越難控制，容易發怒。
② 口裡發酸、發苦，可能會有口臭的症狀。
③ 肝火上炎，眼睛容易發紅、發腫、發乾，眼屎增多。
④ 睡眠不好，多夢；入眠後，容易發熱。
⑤ 嚴重者，可能會出現嘔血。

專家提醒 ⋯

　　肝火旺盛、肝熱鬱積，多半與性格有關。喜歡生悶氣的人，大多有肝熱鬱積的症狀。肝熱的人最好不要喝酒，尤其是白酒，因為肝是酒的主要代謝器官，酒性大熱，大熱傷陰，對病情會雪上加霜。

> 特效方

● **苦瓜芹菜汁**

食材：苦瓜50克，芹菜30克。
作法：將苦瓜和芹菜洗淨，切塊，榨汁即可。

▶ 每日1杯，可以加蜂蜜調飲。

> 按摩方

● **按揉太衝穴**

　　四指在下，用拇指輕輕按揉腳背的太衝穴，左右各5分鐘，每天2次。

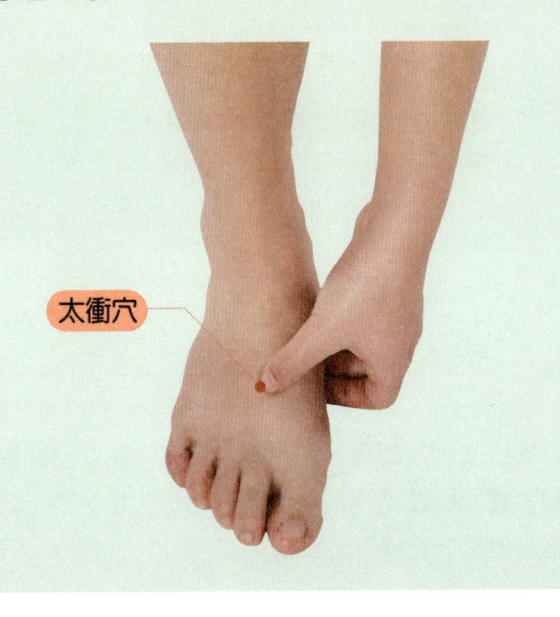

太衝穴

對應的健康問題 ④

消穀善饑

脈　　象　右手關脈數。

健康問題

能吃不胖讓很多人羨慕，其實這很可能是一種健康隱患——胃熱。

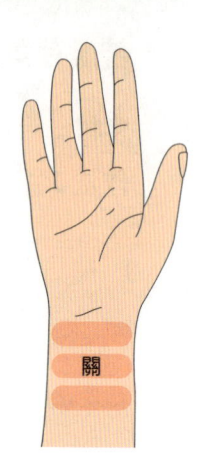

延伸辨證及確診

① 胃口很好，飯量大，但是吃完沒多久就會餓，體重正常或者偏瘦。
② 經常口渴，嘴唇發乾，喜歡喝水，尤其是喝冷水。
③ 小便發黃。排尿時，會感覺尿液發熱。

專家提醒 …

　　消穀善饑是因為胃熱，食物腐熟過度，排空時間變短所導致。一般養護原則就是清胃火。如果出現大便溏稀，表示胃強脾弱，還需要吃一點健脾的食物。

特效方

● **雪梨白菜汁**

食材：雪梨1個，大白菜梗100克。
作法：雪梨去皮、去核、切塊，大白菜梗洗淨切塊，混合在一起榨汁即可。

▶ 每日午餐、晚餐前各1杯。

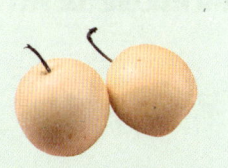

按摩方

● **按揉中脘穴**

用食指按揉中脘穴，每天1～2次。也可以於飯後時一邊散步，一邊用手掌輕輕按揉。

中脘穴

快速取穴：肚臍上4寸處即為中脘穴。

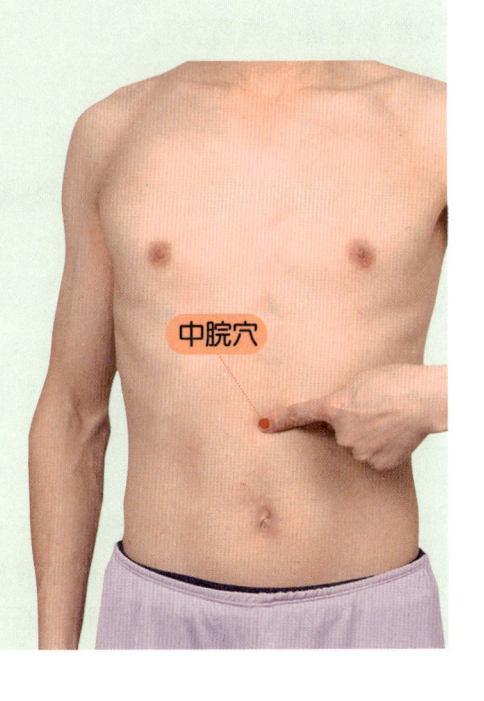

對應的健康問題 5

腎陰虛發熱

脈　　象　雙手尺脈數而無力。

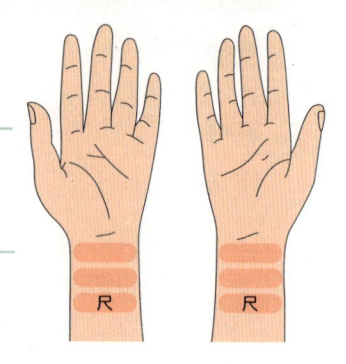

健康問題

飲食辛辣、熬夜、房事過勞、先天不足、久病傷陰等，均可能導致腎陰虛而發熱。

延伸辨證及確診

① 腰膝痠痛，腰背強急。
② 小便發黃、發熱。
③ 臉色發黑，牙垢增多。
④ 時間長了會出現牙齒鬆動、耳鳴耳聾等症狀。

專家提醒…

年輕人或者孩子大多腎陽過盛，尺脈數而有力，皆屬於正常現象，不需要特殊調養，只要多運動，消耗掉多餘的精力就可以。腎陰虛發熱的調養原則是滋陰養腎。

特效方

● **黑豆阿膠湯**

食材：黑豆50克，阿膠5克。
作法：將黑豆洗淨後用水浸泡1小時，連水一起放進鍋裡，加阿膠煮至熟爛即可。

▶ 每2天食用1次。

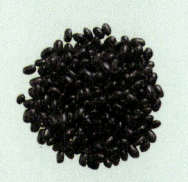

按摩方

● **按揉氣海穴**

　　用食指和中指輕輕按揉氣海穴，以採取仰臥位按摩為宜。

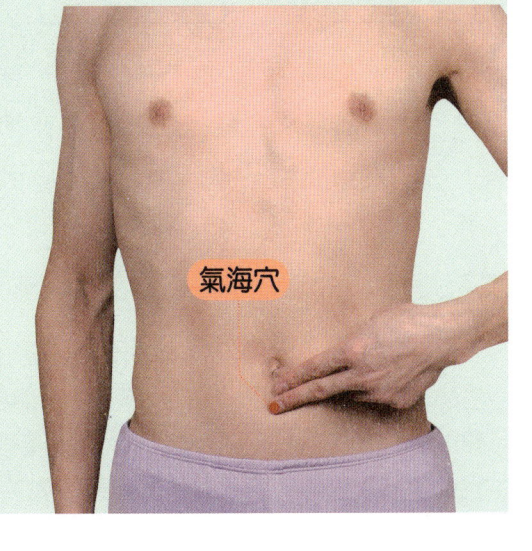

氣海穴

快速取穴：肚臍下的1.5寸（2橫指）處即為氣海穴。

疾脈 ▶▶▶ 多主急性熱病

> 「六至以上,脈有兩稱,或名曰疾,或名曰極,總是急速之脈,數之甚者也。」——清・李延昰/《脈訣匯辨》

脈象解析

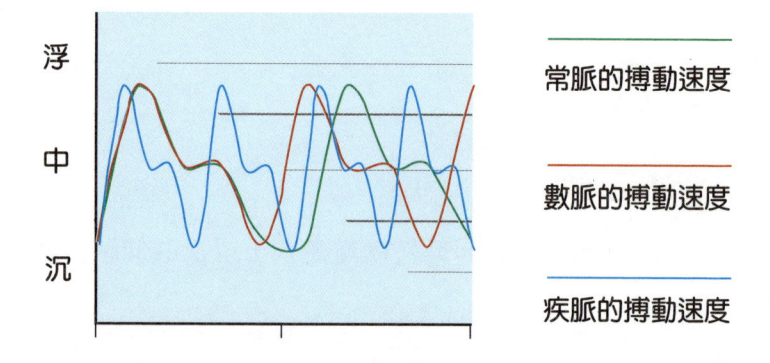

	常脈的搏動速度
	數脈的搏動速度
	疾脈的搏動速度

疾脈,顧名思義就是脈搏跳動非常迅速,快到極致的情況。一般來說一息七到八至,每分鐘脈搏跳動達130～140次。

專家提醒 …

疾脈是一種比較少見的脈象,多在急性熱病較嚴重,危及生命的階段才會出現,比如結核病、心肌炎的嚴重階段。所以,學習時簡單瞭解即可。另外,**孕婦臨產和劇烈運動之後,脈搏也會達到疾脈的程度,這並非病理性的,不用擔心。**

緩脈 ▶▶▶ 多主脾胃虛弱及溼證

「緩脈,去來亦遲,小快於遲。」——西晉・王叔和／《脈經》

「緩為胃氣,不止於病,取其兼見,方可斷證。浮緩傷風,沉緩寒溼,緩大風虛,緩細溼痺,緩澀脾薄,緩弱氣虛。」——清・李延昰／《脈訣匯辨》

脈象解析

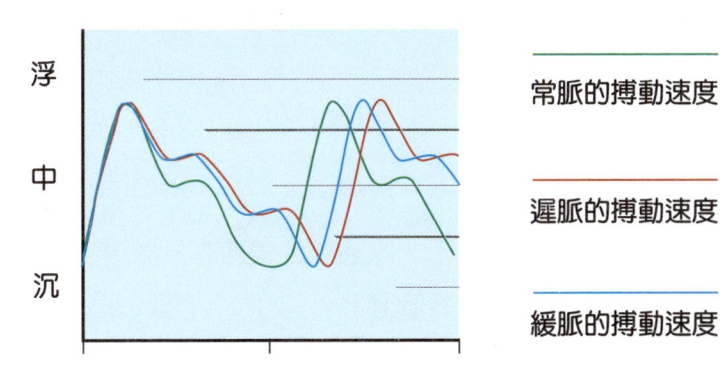

浮 中 沉

―― 常脈的搏動速度

―― 遲脈的搏動速度

―― 緩脈的搏動速度

緩脈,一息四至,來去弛緩鬆懈。中醫認為,若脈來均勻和緩,為平脈,是正常人的脈象。緩脈多見於溼證或脾胃虛弱。

專家提醒 …

> 遲脈、數脈、疾脈、緩脈放在一起,是因為這四種脈象都與脈率相關。但是,緩脈並非與疾脈相對,緩脈並非跳動極慢,這一點要弄清楚。在辨證的時候,緩脈大多與腸胃有關,診脈的重點為右手關部。

對應的健康問題

脾溼、脾胃虛弱

脈　　象　右手關脈緩而細。

健康問題

脾虛是現代人的一種常見體質，多半因為工作壓力大，飲食不定時，而且過食肥甘厚味，加上經常熬夜所導致。

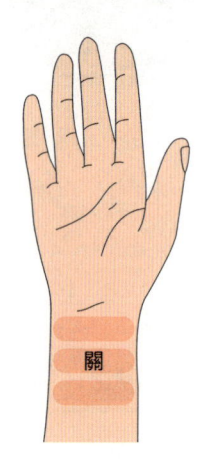

延伸辨證及確診

① 飯量減少，大便不成形，吃油膩的東西容易腹瀉。
② 身體大多偏胖，男性有啤酒肚。
③ 總是提不起精神，全身乏力，氣短懶言。

專家提醒 …

　　脾溼體質是都市人群常見的亞健康狀態，平時除了用健脾養胃、化痰除溼的方子以外，最重要的是要改變生活習慣，如飲食要規律，三餐定時，飲食均衡，避免暴飲暴食；戒菸限酒，尤其是不能過量喝酒；加強運動，每天堅持運動一小時以上。盡可能少熬夜，多參與一些與人交流的活動，多參加戶外活動，都能改善健康。

特效方

● **葫蘆黃酒**

藥材：乾葫蘆1個，黃酒500毫升。

作法：將葫蘆做成容器狀，倒入黃酒，密封1週即可。

▶ 每日溫服2次，每次50毫升。

按摩方

● **按揉石門穴**

用食指和中指按揉石門穴，每次5分鐘，每天2次。也可以用艾灸的方式，每天灸2～3壯，連續灸3天。

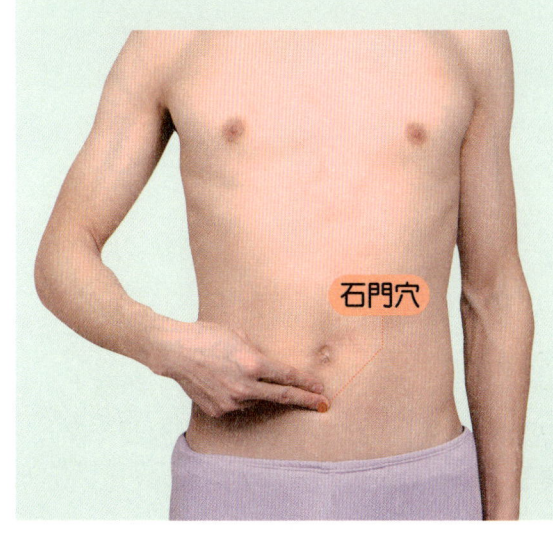

石門穴

快速取穴：肚臍下2寸（3橫指）處即為石門穴。

虛脈　▶▶▶　多主各種虛證

> 「虛脈，遲大而軟，按之不足，隱指豁豁然空。」
> ——西晉・王叔和／《脈經》

脈象解析

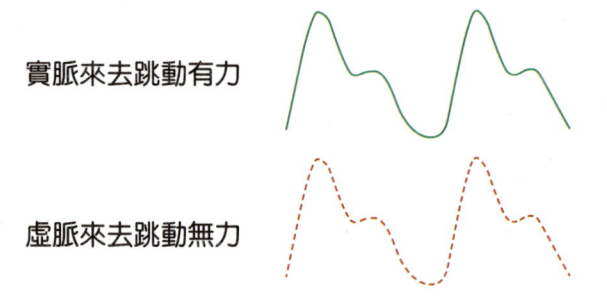

實脈來去跳動有力

虛脈來去跳動無力

虛脈的脈象特點是脈搏搏動力量軟弱，寸、關、尺三部、浮、中、沉三候均無力，是脈管的緊繃度減弱、脈管內飽滿度不足的狀態。

專家提醒

診斷虛脈的時候，有三個特點，即大、空、軟。所謂大，就是脈體比常脈要大一點；空，就是感覺脈管裡沒有滿；軟，就是搏動無力，有些醫家形容為好像按在蔥管上。

寸口三部脈象

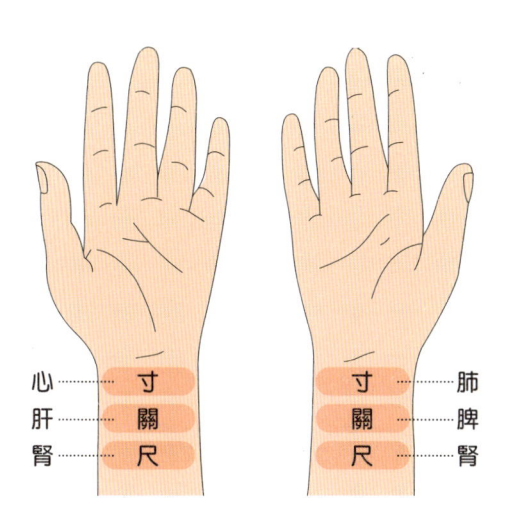

左手:
- 寸 —— 心
- 關 —— 肝
- 尺 —— 腎

右手:
- 寸 —— 肺
- 關 —— 脾
- 尺 —— 腎

心 氣血兩虛，驚悸怔忡

肝 血不榮筋

腎 腎陰虛，腰膝痠軟

肺 肺氣虛，自汗氣短

脾 痞脹食不化

主病

虛脈主一切虛證，且大多數情況下，會出現寸、關、尺皆虛的情況。所以，虛脈診病更要根據其他因素綜合考量，以確定身體「虛」在了什麼地方。虛證分氣血陰陽，氣是脈搏跳動的動力，如果氣虛，脈搏力量會減弱，故脈來無力；血虛不能充盈脈管，則脈細無力。**遲而無力多陽虛，數而無力多陰虛。**

對應的健康問題 ①

心氣血兩虛

脈　　象　左手寸脈虛而細。

健康問題

心主血,所以心的虛證大多與血分不開。血虛一般與氣虛是關聯的,所以氣血兩虛是心虛證的表現。

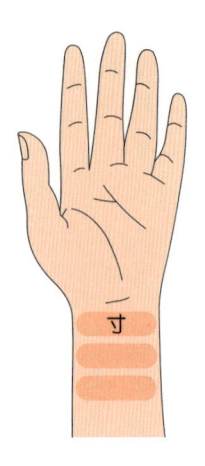

延伸辨證及確診

① 出現過大量失血的情況。
② 過度勞累費神。
③ 血的生化出了問題。
④ 睡眠淺,容易受驚,健忘。
⑤ 臉色蒼白,唇色淡,舌尖顏色淺。

專家提醒 ‧‧‧

　　心氣血兩虛證,一般的治療原則是補益氣血安神,臨床上常用歸脾湯、八珍湯治療。

特效方

● **豬血菠菜湯**

食材：豬血100克，菠菜100克，香油、鹽各適量。
作法：1. 將豬血切塊，菠菜洗淨，兩樣食材分別川燙備用。
　　　　2. 鍋內加水，先放入豬血燒開，再放入菠菜。待再次燒開，加鹽、香油調味即可。

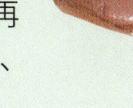

▶ 每週食用3～5次。

按摩方

● **按壓三陰交穴**

用力按壓三陰交穴3分鐘，每天2次。

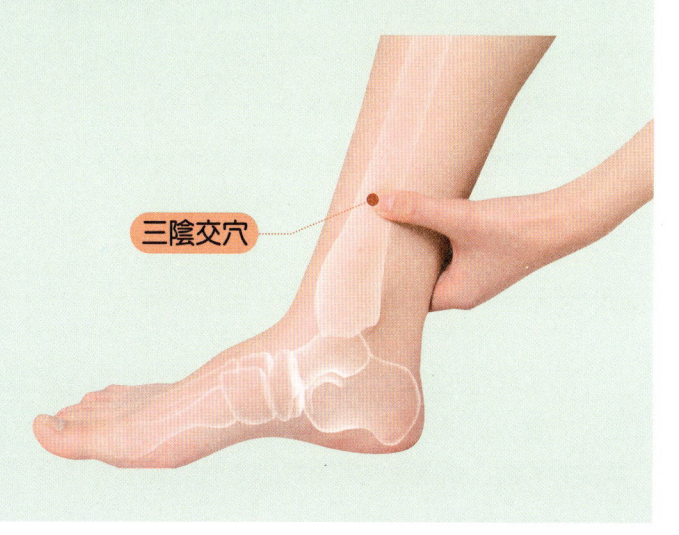

三陰交穴

對應的健康問題 ❷

肺氣虛

脈　　象　右手寸脈虛而無力。

健康問題

肺在五臟當中處於最上方，與體外進行氣體交換。肺氣充足則人體抵抗力強，不易被外邪入侵；肺氣虛則抵抗力差，容易患病。

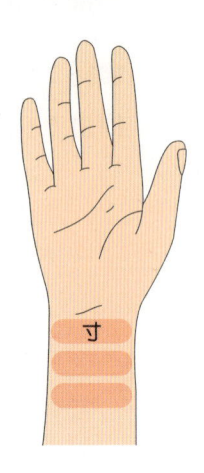

延伸辨證及確診

① 咳嗽乏力，咳嗽時間長，聲音不大，咳嗽期間全身無力。
② 畏風自汗，不運動就容易出虛汗，害怕受風，一受風就感覺寒冷，打寒顫。
③ 長時間肺氣虛會導致哮喘。
④ 天氣冷熱變化或者流感爆發時，容易感冒。

專家提醒 ‧‧‧

　　除了常見的咳嗽、畏風等肺氣虛症狀以外，西醫所指的慢性支氣管炎、慢性支氣管擴張、肺氣腫、肺心病等，都屬於肺氣虛的範疇，都適用於中醫肺氣虛的調養方式。

特效方

● **西洋參甘草茶**

　　藥材：西洋參3克,甘草5克。
　　作法：將西洋參和甘草放入杯中,
　　　　　　加熱水沖泡。

▶ 代茶飲,每日1次,可以反覆沖泡。

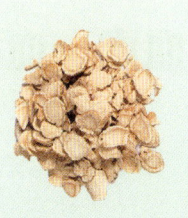

按摩方

● **按揉尺澤穴**

　　用一隻手的拇指按揉另一上肢肘關節的尺澤穴3～5分鐘,每天2次。

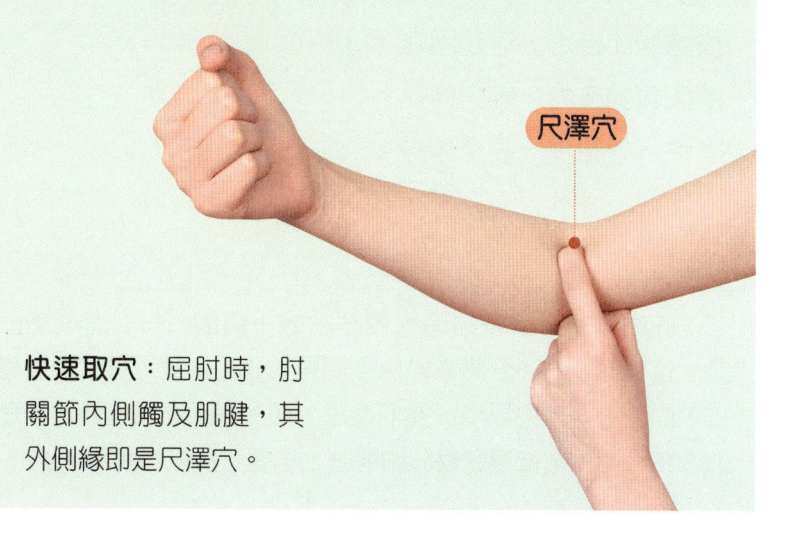

尺澤穴

快速取穴：屈肘時,肘關節內側觸及肌腱,其外側緣即是尺澤穴。

對應的健康問題 ③

肝血虛，血不榮筋

脈　象　左手關脈虛。

健康問題

中醫認為「肝藏血」，肝是血液儲存、運輸的關鍵器官，如果血液供應不足或者運轉不暢，就可能出現肝血虛的症狀。

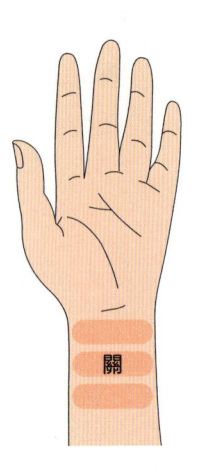

延伸辨證及確診

① 臉色蒼白，沒有精神，偶有頭暈目眩。
② 指甲、頭髮無光澤，可能會出現灰指甲等。
③ 肢體關節麻木，活動困難。
④ 肌肉鬆弛無力，經常顫抖。
⑤ 女性月經量少，甚至停經。

專家提醒 •••

　　肝血虛患者調養的時候要綜合分析病因。失血造成的血虛，宜補血養肝；肝臟本身出了問題，如長期飲酒導致的肝硬化、脂肪肝等，則以清肝養血為主；如為長期脾胃虛弱導致造血原料不足，則在補血養肝的同時，也要注意滋補脾胃。

特效方

● **阿膠紅棗茶**

食材：紅棗2顆，阿膠3克，紅糖10克。
作法：1. 將紅棗切成兩半，阿膠烊化*。
　　　　2. 將所有食材放入杯中，加熱水沖泡即可。

▶ 每日1次，代茶飲服，可以反覆沖泡。

＊把膠質或黏性大的藥物投入煎煮好的藥汁中，利用藥汁的熱度，使其完全溶化。

按摩方

● **按揉肝俞穴、膽俞穴**

按揉肝俞穴和膽俞穴各3分鐘左右。

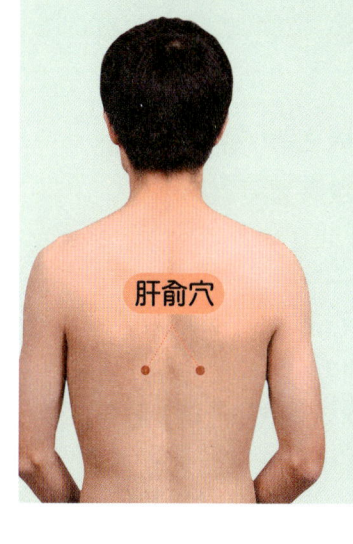

快速取穴：背部第九、第十胸椎棘突下旁開1.5寸處即為肝俞穴，稍下方處則為膽俞穴。

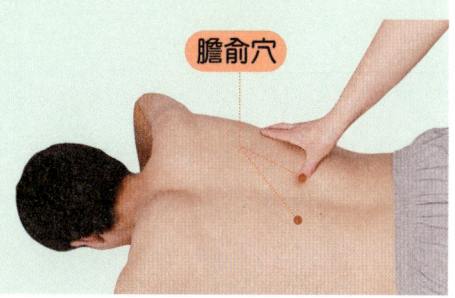

肝俞穴

膽俞穴

對應的健康問題 ④

脾胃氣虛,痞脹食不化

脈　　象　右手關脈虛。

健康問題

脾胃主水穀運化,水穀精微是人體的氣血之源,而脾胃的運行主要是靠氣的推動。所以,脾胃的虛證主要是氣虛,氣虛導致運化功能減弱,吃的食物消化不了,就會腹脹不消化。

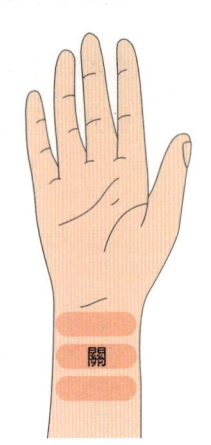

延伸辨證及確診

① 最典型的特徵是吃了東西以後腹脹,食物不消化,大便中帶有明顯未消化的食物。
② 長期的脾胃疾病會導致脾胃氣虛。
③ 如果伴有寒證,大便會不成形,稱之為「脾胃虛寒」。
④ 過度勞累,久病體弱,都可能導致脾胃氣虛。

專家提醒 …

　　脾胃氣虛的調理以益氣健脾、溫中和胃為主。除了「補」以外,調養也非常重要,多吃些稀軟易消化的食物,盡量少吃生冷、辛辣以及其他刺激性食物。

特效方

- **補氣雞湯**

  食材：雞肉300克，沙參、玉竹、生地黃各10克，薑、鹽、油各適量。

  作法：1. 將雞肉洗淨切塊，薑洗淨切片，藥材用紗布包好。
  2. 鍋內加少許油，下薑片爆香，倒入雞塊翻炒2分鐘。
  3. 加水，加藥包，燉半小時後，加鹽調味出鍋。

  ▶ 每週食用2～4次。

按摩方

- **按揉建里穴**

  用食指和中指輕輕地按揉建里穴5分鐘。也可以在飯後散步時，用手掌輕輕撫摸。

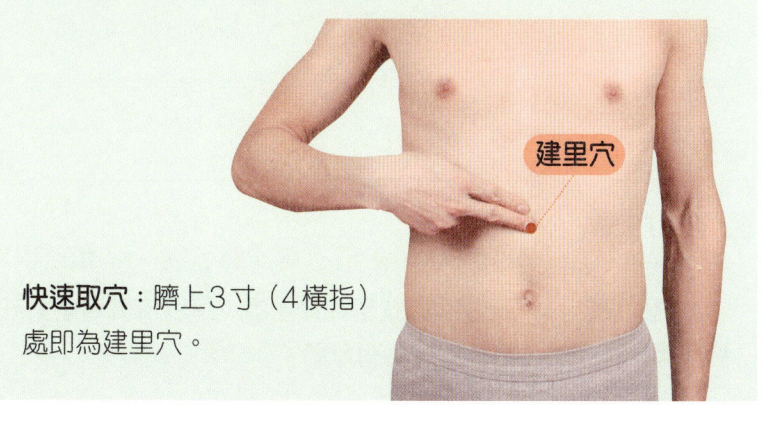

  快速取穴：臍上3寸（4橫指）處即為建里穴。

對應的健康問題 ⑤

腎陰虛,腰膝痠軟

脈　　象　雙手尺脈虛。

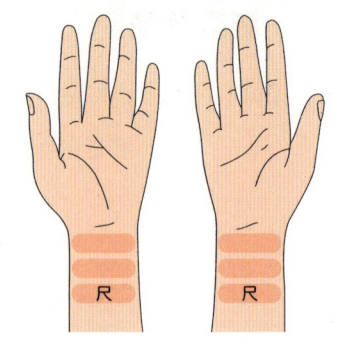

健康問題

腎是人的先天之本,腎虛意味著衰老的開始。腎虛分為**腎陰虛**、**腎陽虛**和**陰陽兩虛**等情況,在診斷的時候要分清楚以對症下藥。

延伸辨證及確診

① 腰膝痠軟,腿腳無力。
② 耳鳴耳聾,失眠多夢。
③ 少年白,夢囈磨牙。
④ 男子遺精早洩,女子經少或閉經。
⑤ 手心、足心容易出汗,潮熱。

專家提醒 …

　　糖尿病的其中一個證型就是肝腎陰虛,所以滋養腎陰對於糖尿病患者來說,對控制病情有幫助。

特效方

● **黑豆海參湯**

食材：黑豆30克，海參（溼）100克，鹽適量。
作法：將黑豆和海參放入砂鍋，加清水適量，小火煲2小時，加鹽調味即可。

▶ 每週食用2～4次。

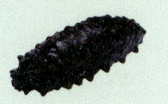

按摩方

● **按揉太溪穴**

　　用手握住腳踝，用拇指按揉太溪穴5分鐘，每天2次。

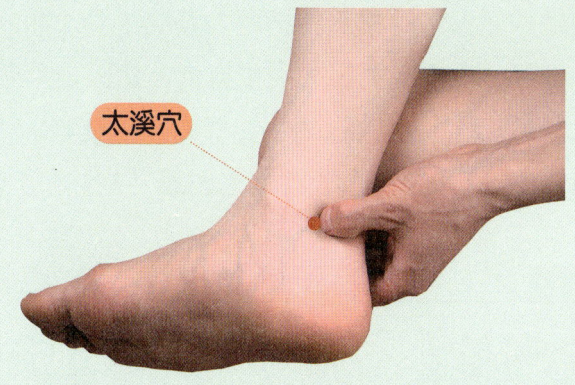

太溪穴

快速取穴：內踝尖與跟腱之間的凹陷處即為太溪穴。

實脈 ▶▶▶ 多主各種實證

「血實脈實。」——西晉・王叔和／《脈經》

脈象解析

實脈來去跳動有力

虛脈來去跳動無力

　　實脈的脈象特點是脈搏搏動力量強，寸、關、尺三部、浮、中、沉三候均有力量，脈管寬大。實脈是具有複合因素的脈象，以「大而長微強」為主要構成條件。其中，脈體「大」是必備條件，其實質是脈體「大」再兼「長」和「微強」。

專家提醒

　　如果正常人出現實脈，一般不會有太嚴重的問題，**但久病體虛的人，如果突然出現實脈，很可能是孤陽外脫的先兆，是一種非常危險的訊號**，必須特別注意，並結合其他症狀加以辨別。

寸口三部脈象

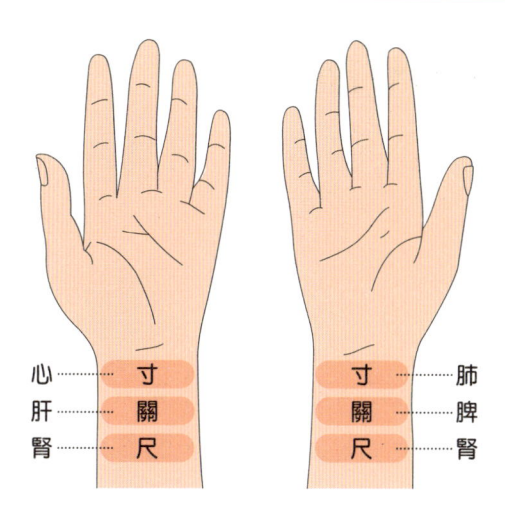

左手:
- 心……寸
- 肝……關
- 腎……尺

右手:
- 寸……肺
- 關……脾
- 尺……腎

心 心實火，舌紅面赤

肺 肺實熱，咽喉腫痛

肝 肝火脅痛

脾 中滿氣痛

腎 便祕腹痛

主病

實脈多主各種實證，邪氣亢盛而正氣充足，正邪相搏，氣血充盈脈道，搏動有力。實脈也見於正常人，必兼和緩之象，且無病證表現。一般兩手六脈均實大，稱為「六陽脈」，是氣血旺盛的表現。

對應的健康問題 ①

心實火，舌紅面赤

脈　　象　左手寸脈實。

健康問題

心主火，舌為心之苗，心實火則上炎，會影響到舌頭，所以會出現舌紅、面赤的情況。

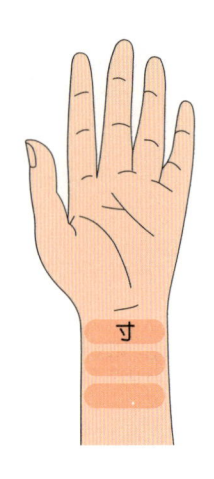

延伸辨證及確診

① 本證以心、舌、脈等相關組織出現實火內熾的症狀為辨證要點。
② 可見心煩、夜裡睡不安穩、臉紅口渴、小便黃、大便乾、舌生瘡等症狀。

專家提醒 ...

　　心火有實火和虛火之分，必須對症下藥才能藥到病除。分清實火和虛火的一個方法，就是看舌頭。**如果是實火，舌苔發黃，而且比較厚；如果是虛火，舌頭發紅，苔薄。**當然，還要結合其他症狀進行綜合判斷。

特效方

● **竹葉茶**

藥材：竹葉3克。
作法：將竹葉放入杯中，熱水沖泡，悶蓋5分鐘。

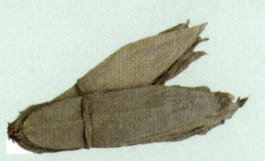

▶ 代茶飲，不限時間次數。

按摩方

● **掐揉行間穴**

用拇指用力掐揉行間穴3分鐘，每天2次。

行間穴

快速取穴：腳背第一、二趾縫赤白肉際處即為行間穴。

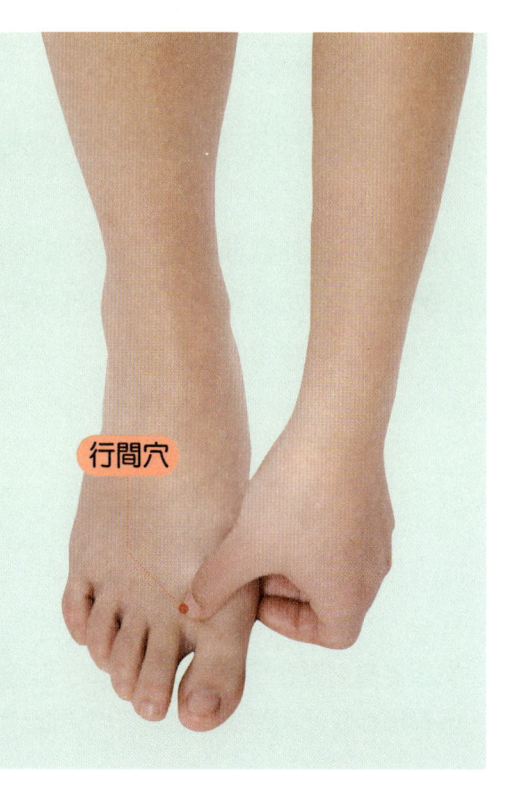

對應的健康問題 2

肺實熱，咽喉腫痛

脈　　象　右手寸脈實

健康問題

肺實熱是熱毒蘊於肺，肺氣不得發，肺失清肅，導致咳嗽、咽喉腫痛等症狀。

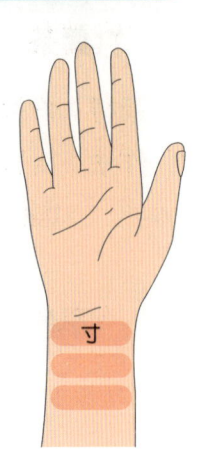

延伸辨證及確診

① 飲食失調，如長期食用肥甘厚味或者菸酒過度，導致熱毒蘊肺。
② 外感風熱或外感風寒化熱，導致熱毒內蘊，肺失清肅。
③ 胸脹悶痛，咳嗽響亮。咳嗽時胸痛加劇，大量出汗。
④ 咽喉腫痛，感覺咽喉被堵住了一樣，噁心作嘔。

專家提醒 ...

　　實熱所導致咽喉腫痛的治療，以清熱解毒為主。肺熱咳嗽一般病程較長，要及時治療，以免進一步惡化成為肺炎。

特效方

● **麻黃甘草茶**

藥材：麻黃2克，甘草4克。
作法：將上述藥材粗碎放入杯中，加熱水沖泡，悶蓋3分鐘即可。

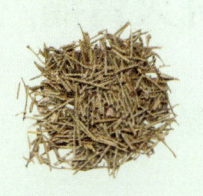

▶ 代茶飲，每日1杯。

按摩方

● **按揉雲門穴**

用食指用力按揉雲門穴，兩側各5分鐘。

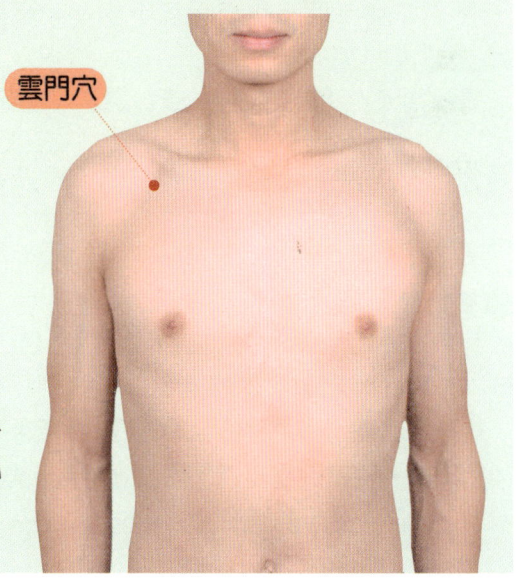

雲門穴

快速取穴：鎖骨外側下端三角窩中心處即為雲門穴。

對應的健康問題 ③

肝火脅痛

脈　　象　左手關脈實。

健康問題

除了肝腎陰虛以外,大多數情況下肝火屬實火,關脈實。

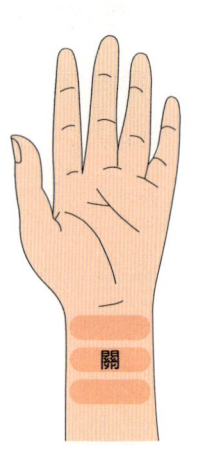

延伸辨證及確診

① 容易發怒,發怒以後眼睛發紅,頭痛。
② 兩脅刺痛,而且位置不定。
③ 口乾、口苦。
④ 大便乾燥,小便發黃。
⑤ 女性月經量多,甚至血崩。

專家提醒 …

　　清肝火最重要的就是制怒。我們平時說「氣得我火冒三丈」,其實是有道理的。怒傷肝,導致肝火上炎,這不僅是情緒問題,更是健康問題。生氣、鬱悶、飲食過度、菸酒過度等導致的肝火旺,都屬於實火,左手關脈大多數而實。

特效方

● **桑菊夏枯草茶**

藥材：桑葉1克，夏枯草1克，菊花2克。

作法：將藥材放入杯中，熱水沖泡，悶蓋5分鐘。

▶ 代茶飲，每日1杯。

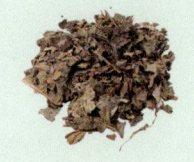

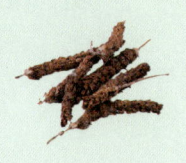

按摩方

● **按揉三陰交穴**

　　用拇指按揉三陰交穴，兩側各按揉5分鐘，每天2次。

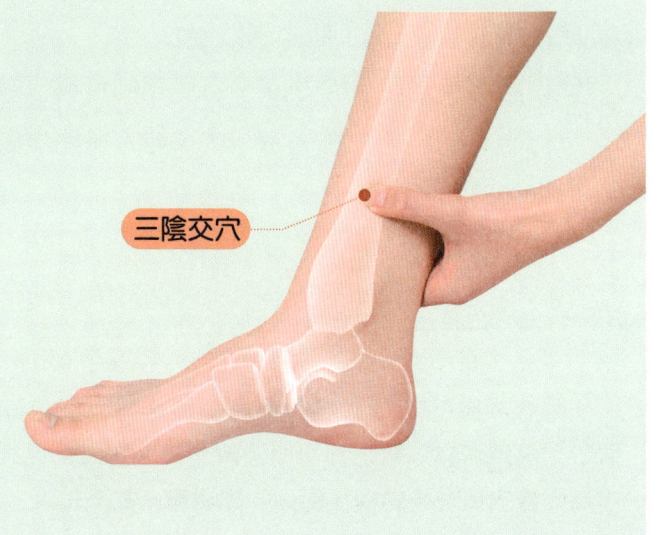

三陰交穴

對應的健康問題 ④

中滿氣痛

脈　　象　右手關脈實。

健康問題

關脈實多屬胃的實證,與暴飲暴食和情緒不佳相關的脾胃問題,多屬實證。

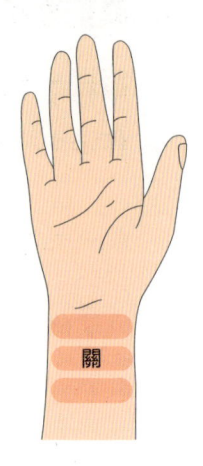

延伸辨證及確診

① 中滿,即胸口以下、胃以上的部分發脹;按壓時,覺得十分堅硬。
② 症狀出現前1～2天,曾經暴飲暴食。
③ 兒童患者可能是吃過於油膩、熱量高的食物。
④ 症狀出現之前可能大怒一場,或情緒有過劇烈的波動。

專家提醒 …

　　絕大多數的中滿氣痛與積食有關,如果沒有其他明顯症狀,用健胃消食的辦法都可以緩解。一些腸胃常見病也會出現中滿脈實的情況,如慢性胃炎、胃潰瘍、胃下垂等。

特效方

● **焦三仙茶**

藥材：焦麥芽2克,焦神麴2克,焦山楂5克。

作法：將上述藥材粗碎,加清水適量煎煮5分鐘,去渣留汁備用。

▶ 每日1劑,飯後服用。

按摩方

● **按揉中脘穴**

用食指按揉中脘穴5分鐘,或者飯後利用散步的時間,用手掌輕輕按揉。

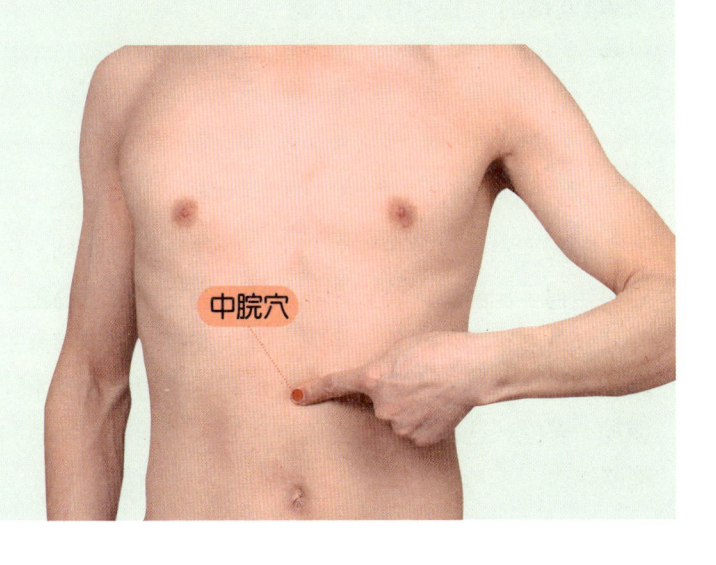

對應的健康問題 5

便祕腹痛

脈　　象　雙手尺脈實。

健康問題

尺脈主下焦，下焦實證最容易導致的就是實火便祕。

延伸辨證及確診

① 大便乾硬，大便時有灼熱感，有時候會帶血。
② 全身發熱，不怕冷，喜歡喝冷水。
③ 形體消瘦者，實火便祕較多。

專家提醒 ‥‥

　　中醫認為，便祕分實火和虛火兩種。實火便祕，尺脈實；虛火便祕，尺脈虛。**實火便祕以清火為主、滋陰為輔**，多吃一些祛火的寒性藥物，如牛黃等；**虛火便祕多以滋陰為主，所用藥物藥性大多溫和**，如銀耳、沙參等。不管是什麼原因導致的便祕，多吃一些富含膳食纖維的食物，多補水，都有利於改善症狀。

特效方

● **蘿蔔蜂蜜水**

食材：白蘿蔔100克，蜂蜜15克。

作法：將白蘿蔔洗淨切塊，加水燒開後煮5分鐘。調入蜂蜜，攪拌均勻即可。

▶ 每日1劑，飯前飲用。

按摩方

● **按揉氣海穴**

用食指和中指輕輕按揉氣海穴，以睡前仰臥位按摩為宜。

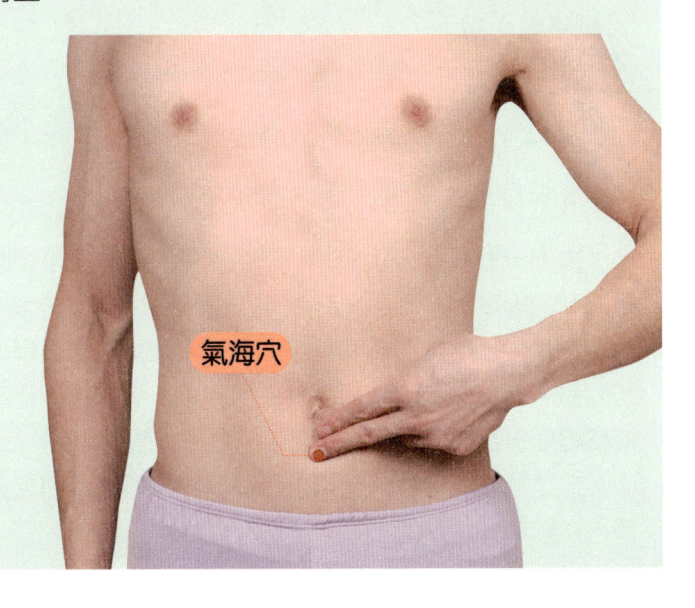

氣海穴

滑脈 ▶▶▶ 多主飲食過度

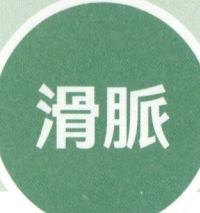

> 「滑脈，往來前卻，流利展轉，替替然如珠之應指。」
> ——西晉・王叔和／《脈經》

脈象解析

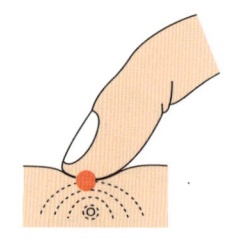

滑脈的脈象特點是脈搏形態應指圓滑，如同圓珠流暢地由尺部向寸部滾動，浮、中、沉取，皆可感到。

滑脈感覺手指下如同滾珠

專家提醒 ...

　　脈的流利程度分三種：一是正常的流利程度；二是較正常更流利的程度，即「滑脈」；三是流利程度不及正常者，即「澀脈」。其中，正常的流利程度，是正常脈象的必備條件。滑脈和澀脈，則是脈的流利程度發生了變化。對於初學者來說，這三種程度是比較難掌握的，需要反覆仔細體驗。

　　滑脈為綱領性脈，它可以與其他脈象相兼，比如浮滑、弦滑、滑數等。

寸口三部脈象

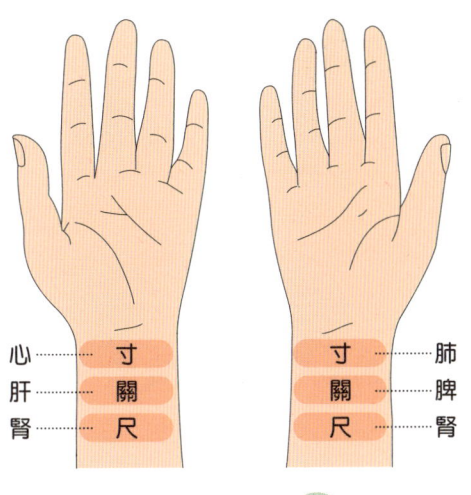

左手:
- 心 —— 寸
- 肝 —— 關
- 腎 —— 尺

右手:
- 寸 —— 肺
- 關 —— 脾
- 尺 —— 腎

心	心火，心驚不寐	肺	痰飲鬱肺
肝	肝熱頭暈	脾	宿食不化
腎	淋澀尿赤，女性滑而流利為妊娠脈		

主病

　　脈搏滑而平緩，就是健康的脈象，常見於氣血旺盛的青壯年。**如果女性停經兩三個月出現滑脈，則是妊娠脈，也就是我們平時說的喜脈。**

　　病理性的滑脈多與痰溼、實熱相關。所以，病理性的兼脈多見浮滑脈、弦滑脈、滑數脈等，極少出現滑沉脈、滑遲脈等與虛證、寒證相關的滑脈，因為虛、寒皆不利於脈象流利。

對應的健康問題 1

心火,心驚不寐

脈　　象　左手寸脈滑而有力。

健康問題

心火過旺,導致火熱傷神,影響睡眠。

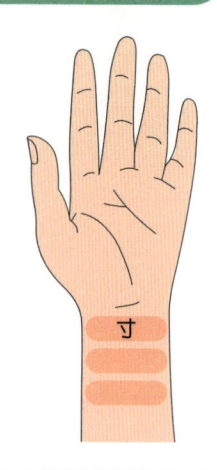

延伸辨證及確診

① 可能在夏季吃了較多的熱性食物,如麻辣類食物、火鍋、榴槤等。
② 炎熱季節,遇到煩躁、憤怒的事情,也可能導致心火過旺。
③ 主要表現為心中煩熱,臉紅,口渴,尿黃。
④ 可能出現掌心發熱、額頭發熱、舌尖發紅、口臭等症狀。

專家提醒 …

　　治療應以養心祛熱、鎮靜安神為原則。日常飲食宜清淡,症狀消失之前不宜做劇烈運動,情緒不宜有劇烈波動。

特效方

● **西洋參黃連茶**

藥材：西洋參5克，黃連2克。
作法：將西洋參、黃連剪碎，放入杯中，加沸水沖泡。

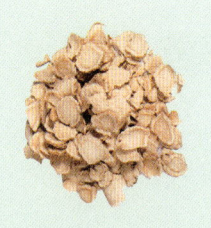

▶ 代茶飲，每日1次，可以反覆沖泡。味道較苦，可以加適量冰糖。

按摩方

● **掐揉行間穴**

用拇指用力掐揉行間穴3分鐘，每天2次。

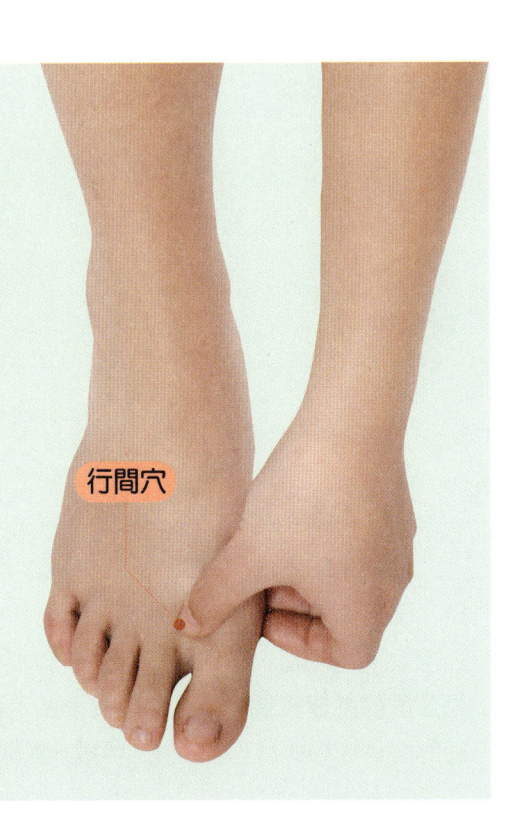

行間穴

對應的健康問題 ②

痰飲鬱肺

脈　象　右手寸脈滑。

健康問題

痰溼鬱積於肺,形成肺部痰飲,導致咳嗽、氣喘、痰多等症狀。

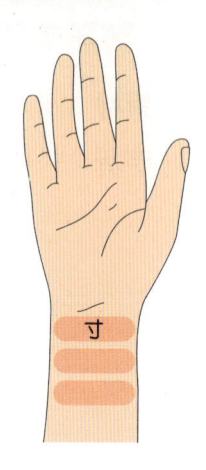

延伸辨證及確診

① 胸脅脹滿、疼痛,尤其是咳嗽會帶著痛,感覺有痰。
② 之前可能長時間感冒咳嗽。
③ 氣喘比較嚴重,不能俯臥,只要稍微動一下就會咳嗽和疼痛加重。

專家提醒 …

　　痰飲,所謂痰,多因外感、飲食、情緒、內傷等引起肺、脾、腎各臟氣化功能失常所致,痰本身的特性是黏稠。如果體內水液運行不暢,形成積聚,就是所謂的「飲」。**脹滿、疼痛是痰飲的主要表現**。痰飲鬱肺大多數是因為外感風熱風寒,長時間沒有痊癒導致的。所以,**咳嗽、氣喘也是痰飲的主要表現**。

124　自學脈診一本通

特效方

● **苓桂朮甘湯（加味）**

藥材：茯苓20克，白朮15克，桂枝15克，甘草10克，葛根10克，生薑5片，桔梗10克，製半夏10克。

作法：將上述藥材粗碎，加清水適量煎煮30分鐘，去渣留汁備用。

▶ 每日1劑，飯後服用。
△ 須遵醫囑使用。

按摩方

● **按揉風池穴**

雙手抱頭，用拇指按揉風池穴5～10分鐘。

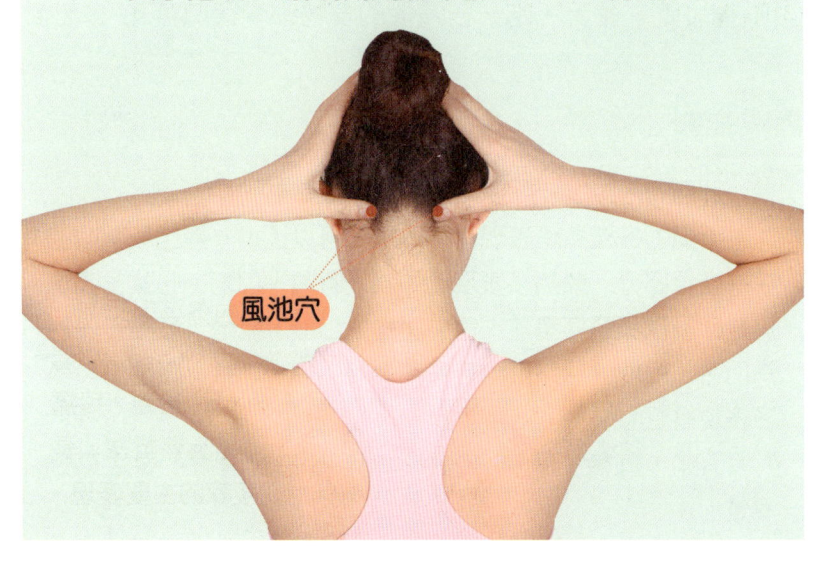

風池穴

對應的健康問題 ③

肝熱頭暈

脈　　象　左手關脈滑。

健康問題

肝火上炎，影響到情緒，導致頭暈、頭脹、頭痛等症狀。

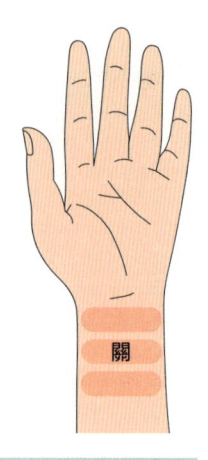

延伸辨證及確診

① 易怒，或者最近變得越來越暴躁。
② 平時抽菸喝酒，尤其是酗酒。
③ 嘴裡發乾、發苦，吃一些清淡的食物都覺得口苦。

專家提醒 •••

　　肝熱的治療以疏肝理氣、清熱解毒為主。

　　五臟的各種熱證表現都不一樣，可以透過一些比較明顯的症狀進行區分。肺熱多表現為熱咳、哮喘、口乾；心熱多表現為雙頰及額頭發紅發熱、舌尖發紅、口酸、驚悸；肝熱多表現為口苦、眼紅、易怒；胃熱多表現為口臭、噯氣；腎陰虛發熱多表現為五心煩熱、潮熱顴紅。

　　其中，肺熱、肝熱、心熱都極容易影響睡眠，要注意分清楚。

特效方

● **菊花枸杞茶**

藥材：菊花2克，枸杞5克。
作法：將菊花和枸杞放入杯中，用沸水沖泡，悶蓋5分鐘。

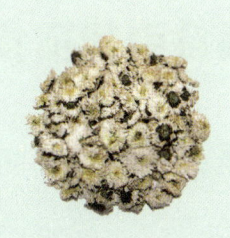

▶ 代茶飲，每日不拘時，隨量溫服。

按摩方

● **按揉風池穴**

雙手抱頭，用拇指按揉風池穴5～10分鐘。

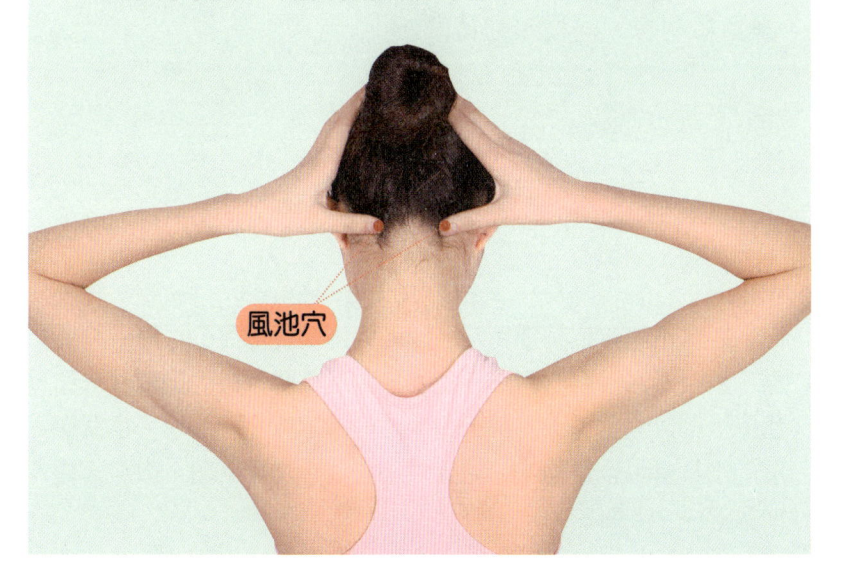

風池穴

對應的健康問題 ④

暴食引起宿食不化

脈　象　右手關脈滑。

健康問題

因為暴飲暴食引起腸胃功能失調，導致宿食不化。

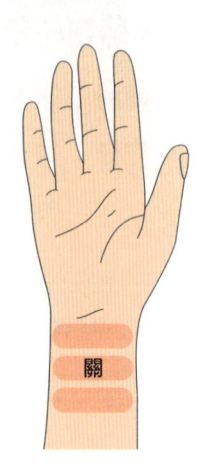

延伸辨證及確診

①最常見的是遇到好吃的就暴飲暴食，導致腹脹、腹痛。
②熱性食物一次吃太多，也會導致此症狀。
③具有發病急、病程短的特點。

專家提醒 ⋯

　　宿食不化分成多種情況，比如脾胃虛弱導致的，應健脾養胃、消食導滯；寒邪客胃引起的，應溫胃驅寒；而暴飲暴食引起的，則以消食導滯為主，可用山楂、神麴、麥芽等。症狀緩解前應禁食，少量補水。如果疼痛劇烈應及早就醫，以免演變成重病。

特效方

● **神麴山楂飲**

藥材：神麴3克，山楂5克。
作法：將上述藥材加清水適量，煎煮10分鐘，濾渣留汁備用。

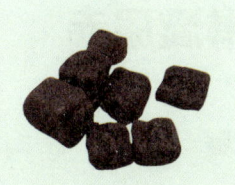

▶ 每日2劑，飯前熱服。

按摩方

● **按揉神闕穴**

神闕穴就是肚臍，用掌根輕輕按揉5～10分鐘。

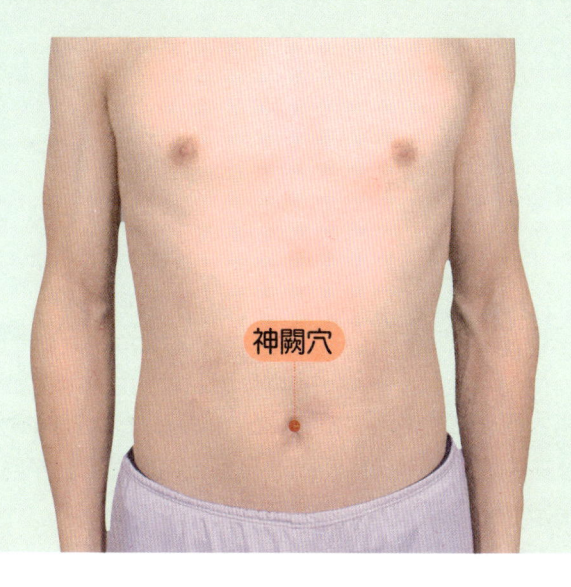

神闕穴

對應的健康問題 5

淋澀尿赤

脈　　象　雙手尺脈滑。

健康問題

多為溼熱蘊結下焦。

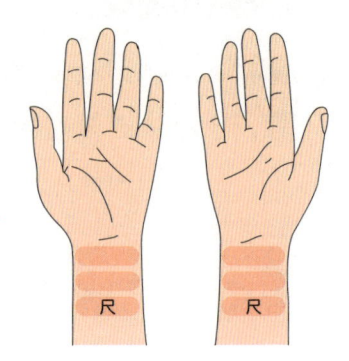

延伸辨證及確診

① 小便發黃、發熱，排尿時有灼熱感。
② 尿頻、尿急、尿痛。
③ 頭身困重，身體無力。

專家提醒 ...

　　常因吃多了肥甘辛熱的食物，或嗜酒，或溼熱穢濁之邪外侵，溼熱下注所導致。平時應注意飲食，少吃肥甘辛辣的食物，忌酒，及時到醫院找專科醫師治療。

特效方

• 白茅根玉米鬚飲

藥材： 玉米鬚30克，白茅根30克，紅棗8個。
作法： 將上述藥材洗淨，加清水適量，煎煮40分鐘，濾渣留汁備用。

▶ 每日1劑，分早餐、晚餐後飲用。

按摩方

• 按揉會陽穴

會陽穴在尾骶骨兩側，可以用拳頭按揉，也可以採用拳頭敲打的方式。

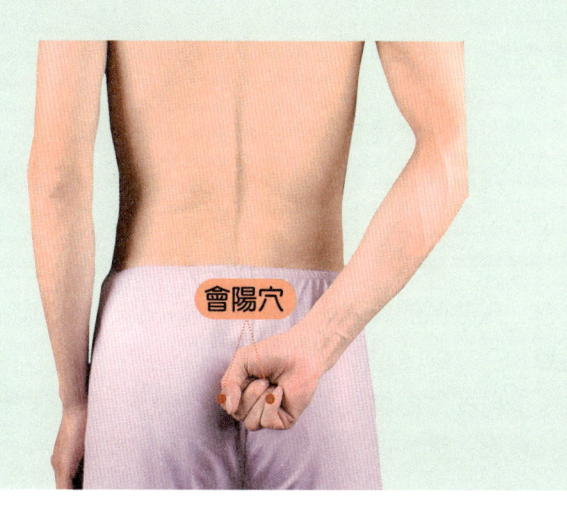

會陽穴

澀脈 ▶▶▶ 多主津液虧虛、氣血瘀滯

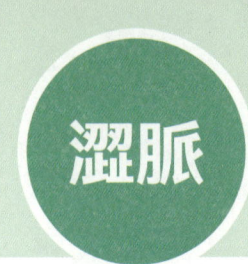

> 「澀脈，細而遲，往來難且散，或一止復來。」
> ——西晉・王叔和／《脈經》

脈象解析

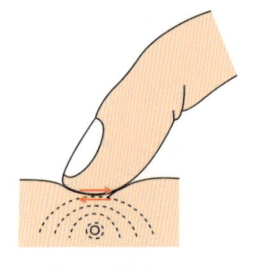

澀脈手感如「輕刀刮竹」

澀脈的脈象特點是脈形較細，脈勢滯澀不暢，如「輕刀刮竹」；至數較緩而不勻，脈力大小亦不均勻，呈三五不調之狀。

專家提醒 ⋯

澀脈與滑脈是相對應的兩個脈象，一個艱澀，一個流利。但是，澀脈除了「澀」這個特點外，還具備脈形細、脈數緩而不均、脈力不勻等多種特點。所以，澀脈是一種單因素脈象，不像滑脈那樣有很多兼脈。在學習的時候，可先把握最重要的一點：**只要脈的流利程度較差，達不到正常的流利程度，即是澀脈。**

滑脈和澀脈是很難掌握的兩種脈象，但它們又是十分重要的兩種綱領脈，一定要細細體會，反覆學習。

寸口三部脈象

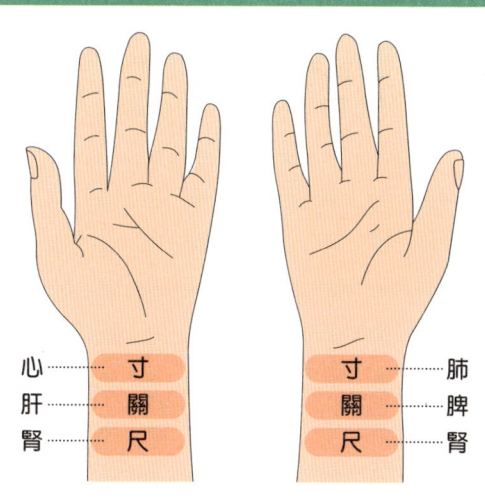

左手		右手
心 — 寸		寸 — 肺
肝 — 關		關 — 脾
腎 — 尺		尺 — 腎

心 心悸怔忡

肺 少氣咳唾

肝 肝血瘀積或不足

脾 脾虛不食

腎 腰膝無力，傷精、不孕

主病

　　澀脈與各種可能導致氣血凝滯的原因是分不開的，比如氣滯、血瘀、痰濁等實證。這些情況下的脈象，大都澀而有力。

　　另外，虛證導致氣血運行不暢時，也會出現澀脈。這種情況下的脈象，大都澀而無力。

對應的健康問題 1

心血瘀阻,心悸怔忡

脈　　象　左手寸脈澀。

健康問題

心血瘀阻引起的各種胸悶、心悸、胸痛等問題。

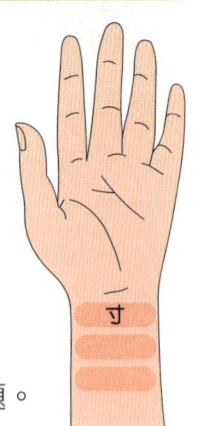

延伸辨證及確診

①久病體虛、長期悶悶不樂、大量失血等,都可能是病因。
②胸口憋悶、疼痛。時間長了,肩背也會出現疼痛。
③嘴唇、指甲發青、發紫,甚至出現斑點,舌色暗淡。
④經常感冒,感冒後不易康復。
⑤容易勞累,遇到寒冷天氣等,則症狀會加重。

專家提醒 …

　　調養的大原則是活血化瘀、補心理氣,但瘀阻的病因不同,還需要辨證調養。比如,**痰阻者要化痰,寒阻者要溫心陽**等。情緒上的調適也十分重要,平時要保持心情平和、開朗。

特效方

● **紅花丹參飲**

藥材：紅花3克，丹參5克。
作法：將紅花、丹參用茶包包起來，放入杯中，加沸水沖泡。

▶ 代茶飲，每日睡前1次。

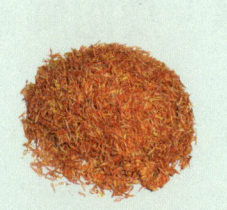

按摩方

● **掐揉內關穴**

用拇指掐揉內關穴3～5分鐘，每天4～6次。

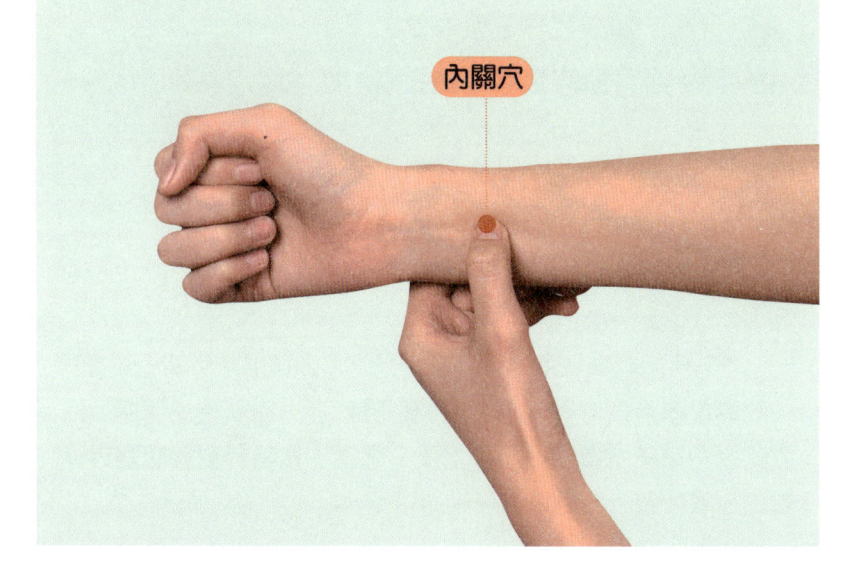

內關穴

對應的健康問題 ②

寒、痰阻肺，少氣咳唾

脈　　象　右手寸脈澀。

健康問題

寒邪或者痰溼鬱積肺中不去，導致寒喘、氣短、咳嗽等症狀。

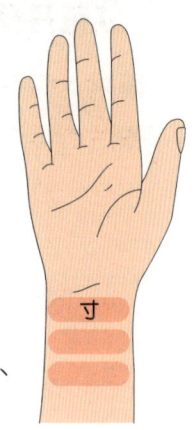

延伸辨證及確診

① 曾經感染過風寒，咳嗽未停。
② 咽喉發癢，咳嗽聲重，痰少、色白。
③ 喜熱畏寒，偶有發熱，但很少出汗。
④ 發熱時，全身肌肉痠痛，頭脹痛，揉太陽穴會有所緩解。

專家提醒 ⋯

　　寒、痰阻肺導致的各種肺部問題，大多與風寒感冒分不開。一般體虛者長期感冒未癒，或外感風寒者，症狀更為明顯。治療的原則是祛風散寒、止咳化痰。患者生病期間不宜做室外運動，在家裡做一些簡單的運動即可。

特效方

● 川貝丹參飲

食材：川貝母3克，丹參5克，雪梨200克。

作法：1. 將雪梨洗淨去皮，去果核，切塊；川貝母、丹參洗淨備用。

2. 將所有材料放入砂鍋，加水燉1小時即可。

▶ 溫服，每週3～4次。

按摩方

● 按揉定喘穴

可以由家人幫忙，以拇指按揉定喘穴3～5分鐘。

快速取穴：低頭，頸背交界椎骨高突處椎體下、旁開半橫指處，即為定喘穴。

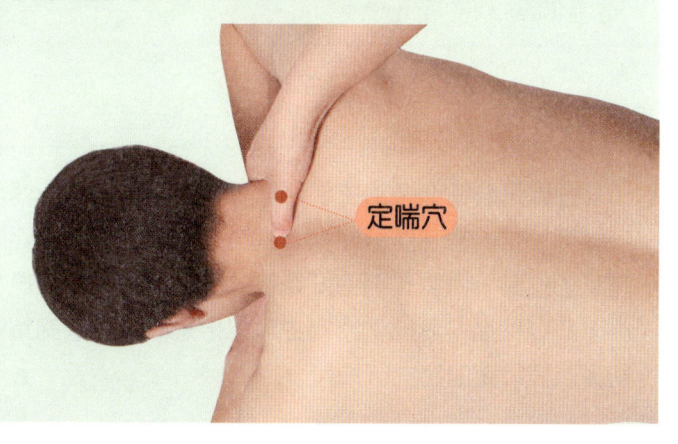

對應的健康問題 ③

肝血瘀積或不足

脈　　象　左手關脈澀。

健康問題

長期精神抑鬱導致肝氣鬱，進而導致血瘀。某些外傷出血也可能導致血瘀。

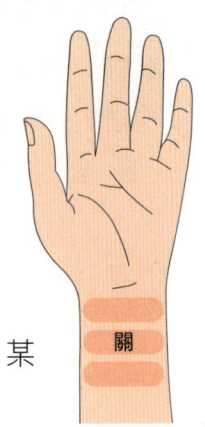

延伸辨證及確診

① 患者一直精神狀態不好，或生活不順心，或工作壓力大。
② 渾身乏力，即使有充足的休息，仍會感到疲累。
③ 經常感到肌肉和關節痠痛。
④ 食欲下降，不僅不想吃東西，也很少感覺到餓。
⑤ 體溫偏高，經常低燒。

專家提醒 …

　　肝臟是製造血液的主要器官，同時也是血液的儲存中心和中轉站，中醫有「肝藏血」的說法。中醫認為，血的運行離不開氣的推動，所以長期的肝氣鬱，必然會導致肝血瘀發生。治療以疏肝理氣、活血化瘀為主。如果是失血導致的氣血兩虛，則應以補氣養血為主。

特效方

● **補肝湯**

藥材：當歸10克，川芎6克，白芍10克，熟地黃10克，炙甘草6克，木瓜6克，酸棗仁6克。

作法：將上述藥材混合，加清水適量，煎煮20分鐘，濾渣備用。

▶ 肝血不足時服用。每日1劑，不拘時候溫服。

按摩方

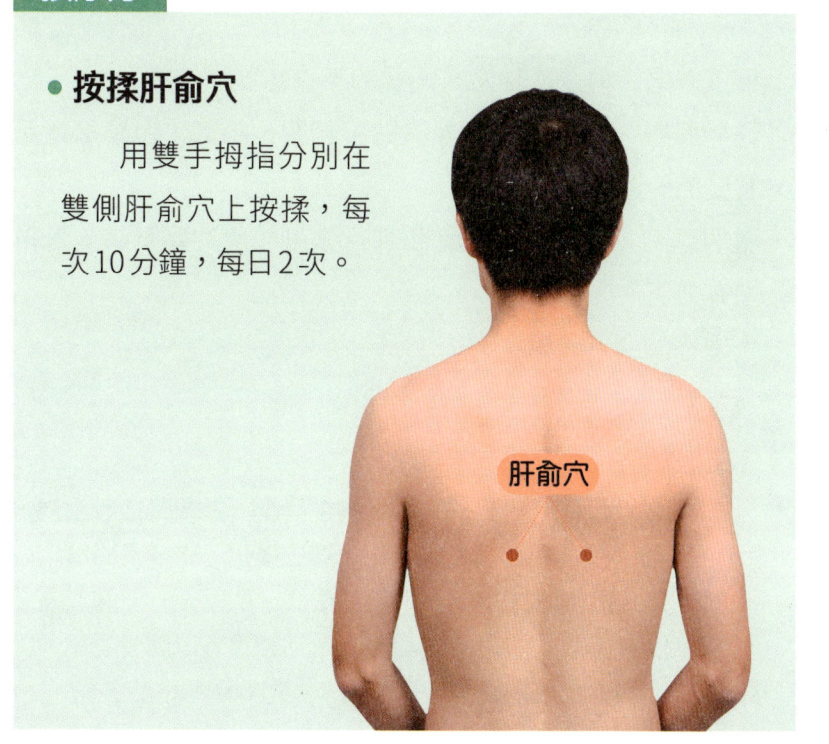

● **按揉肝俞穴**

用雙手拇指分別在雙側肝俞穴上按揉，每次10分鐘，每日2次。

肝俞穴

對應的健康問題 ④

脾虛不食

脈　　象　右手關脈澀。

健康問題

脾虛導致食物很難被身體吸收,影響胃口,使得胃口變差。

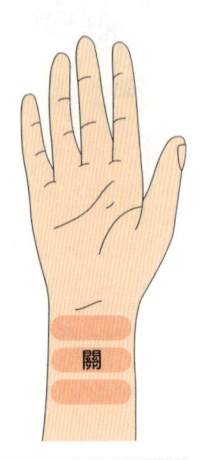

關

延伸辨證及確診

① 食欲減退,但是胃部沒有明顯的不適症狀。
② 輕微腹脹,就是肚子感覺有點不舒服、脹氣,但是還在可忍受的範圍內。
③ 體弱乏力,尤其是抬重物和進行強度較大的運動時,覺得沒有力氣。
④ 大便不成形,偶爾腹瀉。

專家提醒 …

　　中醫將脾胃的功能分開來說,**胃主受納**,主要是接收我們吃下的食物,並將它們加熱、腐化;**脾主運化**,主要是將腐化好的食物,轉化成生命之源——氣血津液。所以,一旦脾的運化出了問題,我們就會感覺全身無力。治療還是以健脾為主,盡量少吃辛辣刺激性的食物,或油膩、生冷等難消化的食物。

特效方

● **木耳山楂粥**

食材：黑木耳5克，山楂30克，白米50克。

作法：1. 將黑木耳泡發，洗淨切絲；白米淘洗乾淨；山楂洗淨，去核，切丁。
2. 鍋中加適量水，下黑木耳絲、白米煮開，改小火煮20分鐘，倒入山楂丁，煮至米熟爛即可。

▶ 每日1次，飯前熱服。

按摩方

● **按壓脾俞穴**

用雙手拇指或食指指尖垂直按壓脾俞穴，然後橫向撥動，力度適中，以有痠脹感為度。每次5分鐘，每日2次。

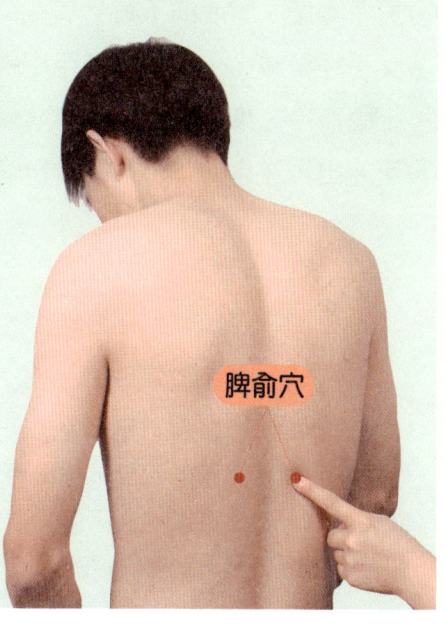

脾俞穴

對應的健康問題 5

腰膝無力，傷精、不孕

脈　　象　雙手尺脈澀。

健康問題

身體虛弱、房事過度、早衰等造成的腎陰陽兩虛。

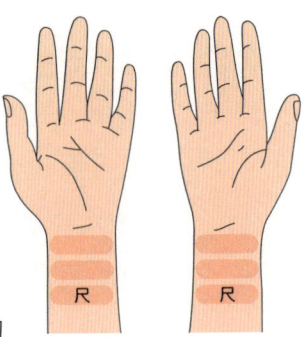

延伸辨證及確診

① 兩腿痠軟無力，好像支撐不起身體一樣。
② 男子陽痿、早洩或不育。
③ 女子經量減少、不孕，甚至絕經。
④ 小腹發冷、疼痛，熱敷會有緩解。
⑤ 可能出現注意力下降、精神恍惚等症狀。

專家提醒 …

　　人年紀大了腎易不足，會出現耳鳴、眼花、行走無力等情形。如果腎長期陰陽兩虛，病情將更嚴重，比如掉髮嚴重、耳聾。所以，有此症狀的人不僅需要飲食調養，也要注意加強運動，或者按摩一下腿部腎經的穴位。

特效方

● 鹿茸湯

食材：鹿茸20克，雞肉100克。

作法：1. 將鹿茸洗淨切片，雞肉洗淨切塊。
2. 將鹿茸和雞肉放入燉盅內，隔水蒸燉3小時即可。

▶ 吃肉喝湯，每週4～5次。

按摩方

● 按揉腎俞穴

以拇指按揉腎俞穴5分鐘，每日2次。

快速取穴：第二腰椎棘突下旁開1.5寸。或肚臍水平線與脊椎相交椎體處，其下緣旁開2橫指的位置，即是腎俞穴。

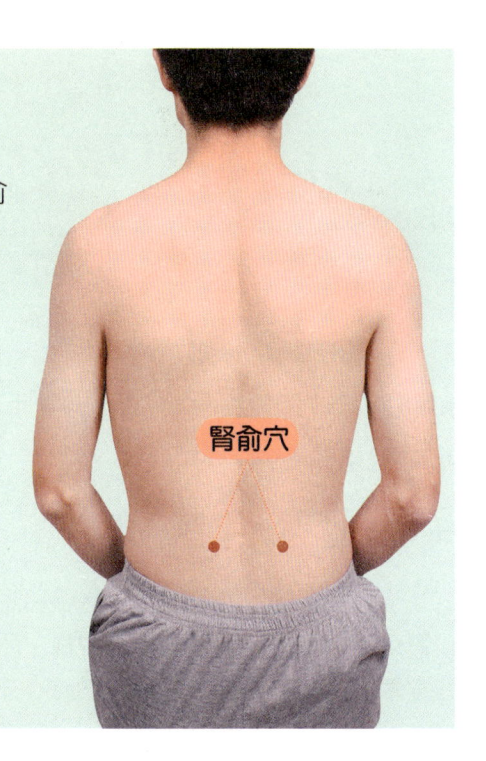

長脈 ▶▶▶ 主陽證、實證、熱證

「長則氣治。」——《黃帝內經・素問》

脈象解析

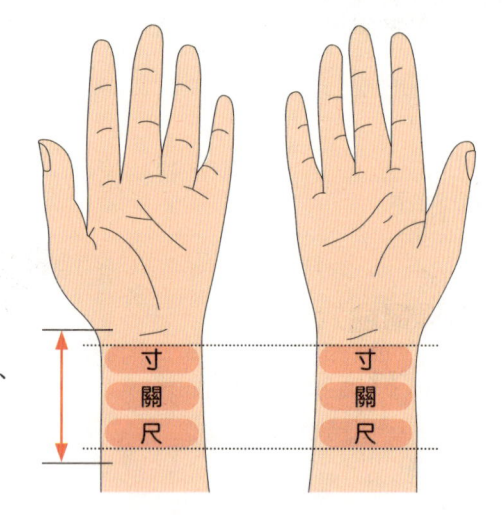

長脈超過了寸、關、尺的範圍

正常的脈位僅限於寸、關、尺的範圍內，如果脈搏的長度超過了這個範圍，比如寸脈向手掌蔓延、尺脈向小手臂蔓延，就是長脈。

專家提醒

一般在脈學經典當中，長脈和短脈都只是略微提及，因為這兩種脈型已經不適合用寸、關、尺的概念來表述，所以一些基本的診脈方法就失去了意義。

對應的健康問題

❶ 如果脈長而柔和,是健康的象徵

一般來說多見於年紀較大的老年人,如果老年人脈長而滑實,說明氣血充盈、旺盛,是長壽的象徵。

❷ 脈長而洪數為陽毒內蘊

所謂陽毒,就是體內實火旺盛,一般用苦寒類的食物或者中藥可以調理,如黃連、葛根等。

❸ 脈長而洪大為熱深、癲狂

癲狂多因邪火攻心所致,以醒神開竅去心火為主,常用的中藥有蓮子心、麝香、冰片等。

❹ 脈長而弦為肝氣上逆

以疏肝理氣為主,常用玫瑰花、烏梅、香附、鬱金等。

❺ 脈長而細為虛寒證

以溫陽平補為主,常用紅棗、冬蟲夏草、山藥等。

專家提醒 …

長脈即使表現出病脈的特徵,身體仍然正氣充足,所以只要對症下藥,一般很快就能痊癒。

短脈 ▶▶▶ 多主氣虛不足

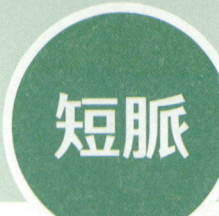

短脈象形似龜，藏頭露尾脈中筋。——《脈象口訣歌》

脈象解析

短脈的判定也很簡單，只要脈體沒有達到寸、關、尺「一寸九分」的長度，均為短脈。

短脈沒有達到寸、關、尺的外緣

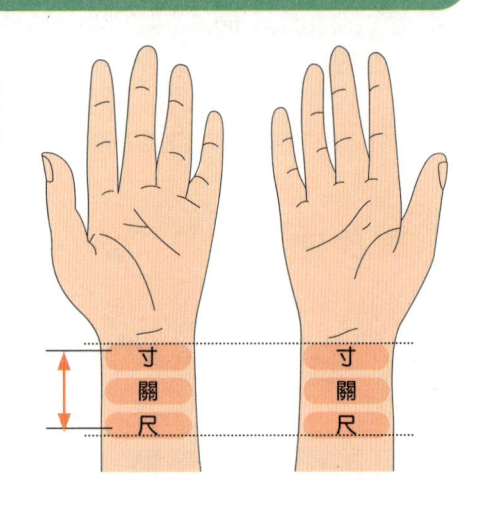

專家提醒

長脈和短脈是相對的兩個脈象，可以放在一起學習，判定的方法也基本一致，採用「持脈輕重法」診寸、尺部位外緣。如果超過了寸、尺的外緣，就是長脈；如果沒有達到寸、尺的外緣，則為短脈。

對應的健康問題

一般認為，短脈多與氣虛分不開，各種與氣相關的健康問題都可能表現為短脈。

① 氣虛

大多表現為倦怠、不愛說話、畏寒、自汗等症狀，嚴重的可能會導致頭暈目眩。可食用一些補氣的中藥和食物，如人參、黃耆、山藥、豆類等。

② 氣鬱

氣鬱為六鬱之源，多與肝臟和情緒有關，主要表現為情緒低落、腹脹、噯氣、聲細無力。嚴重者嘔吐，甚至吐血。可食用一些疏肝理氣的食物和中藥，如金針花、海帶、山楂、玫瑰花、陳皮等

③ 氣滯

長期氣鬱或者身體虛弱、嗜吃油膩甜食、陽虛、居住環境寒冷等，都會導致氣滯。不同部位的氣滯表現不同，滯於肝則易怒，滯於肺則多痰，滯於經絡則所在部位疼痛。氣滯宜行氣、活血、溫陽補氣，三管齊下。

④ 氣逆

多分為肺氣逆和胃氣逆兩種。肺氣逆表現為實咳，胃氣逆表現為呃逆，治療以散火降氣為主。

專家提醒 …

雖然說氣鬱、氣滯、氣逆等都可能導致短脈，但是脈有力。在臨床上，氣虛型短脈還是最常見的，多脈無力，而且其他幾種類型也多和氣虛結合出現。所以，**補氣的食物適合所有短脈的人**。

洪脈 ▶▶▶ 多主熱證

「洪脈極大,狀如洪水,來盛去衰,滔滔滿指。」

——清·李延昰／《脈訣匯辨》

脈象解析

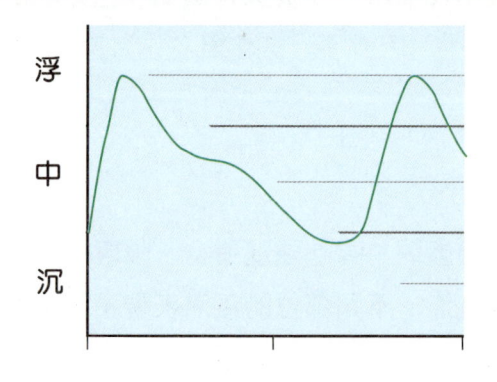

洪脈來時具有「浮、大、強」的特點,去勢較緩

洪脈也稱「大脈」,主要表現在脈搏顯現的部位、形態和氣勢三個方面。脈體寬大,搏動部位淺表,指下有力。由於脈管內的血流量增加且充實有力,來時具有浮、大、強的特點。脈來如波峰高大陡峻的波濤,洶湧盛滿,充實有力,即所謂「來盛」;脈去如落下的波濤,較來時勢緩力弱,其力漸衰,即所謂「去衰」。

專家提醒 …

在寸、關、尺部位與範圍限定的情況下,脈體寬的為洪脈,脈體窄的為細脈;脈體超過寸、尺邊緣的為長脈,脈體沒達到寸、尺邊緣的為短脈,這幾種可以一起學習。

寸口三部脈象

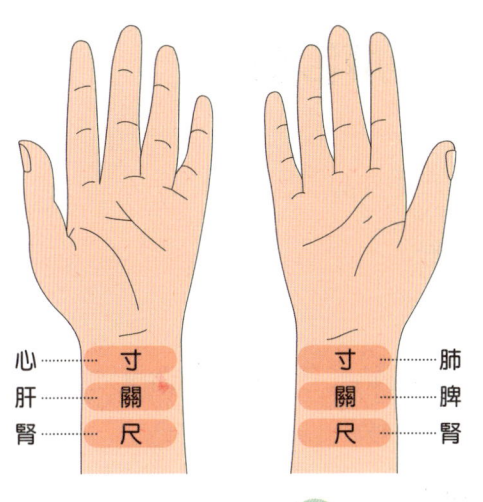

左手：心─寸、肝─關、腎─尺
右手：寸─肺、關─脾、尺─腎

心 心煩舌瘡

肺 胸滿氣逆

肝 肝火過旺

脾 胃熱脹悶

腎 腎水枯，腎火旺

主病

　　洪脈多見於外感熱病的中期，此時邪熱亢盛，充斥內外，且正氣不衰而奮起抗邪，邪正劇烈交爭，氣盛血湧，脈管擴大，所以脈大而充實有力。多種實火過盛，都可能導致洪脈。

　　另外，炎熱的夏季或者在高溫環境下工作的人，也容易出現洪脈。夏季脈洪者只要沒有其他不適，就沒有健康問題。所以說，**洪脈是夏季的常脈**。

對應的健康問題 1

心實熱：心煩舌瘡

脈　象　左手寸脈洪。

健康問題

心火極旺，多因暑熱或者情緒急躁而導致。

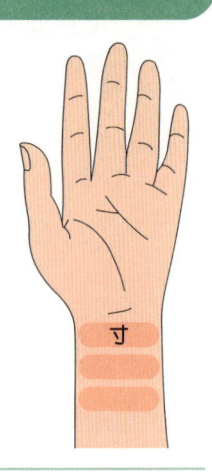

延伸辨證及確診

① 夏季輕微中暑。
② 本身就屬偏瘦的熱性體質，又遇到比較讓人心煩、著急的事情。
③ 多有大便不利、煩悶、四肢沉重、身熱等症狀。

專家提醒 …

　　讀者也許會發現，洪脈與實脈對應的臨床表現很相似。其實洪脈更強，除了熱盛以外，還有灼熱傷陰的因素。所以，在祛火的同時，往往還需要滋陰作為輔助。
　　雖然說洪脈是夏季的常脈，但也要掌握好「度」，如果十分明顯，那很可能是中暑的前兆。

特效方

● **梔子茶**

藥材：梔子、芽茶各30克。
作法：將梔子和芽茶放入杯中，沸水沖泡，悶5分鐘。

▶ 代茶飲，每日1次，可以反覆沖泡。

按摩方

● **按壓承漿穴、勞宮穴**

　　用食指指尖按壓承漿穴3分鐘；然後再用拇指掐掌心處的勞宮穴3分鐘，每日2次。

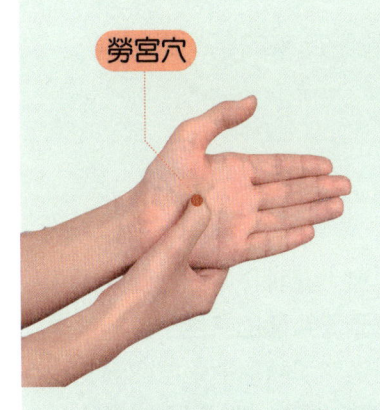

勞宮穴

承漿穴

快速取穴：握拳屈指，中指尖下即是。

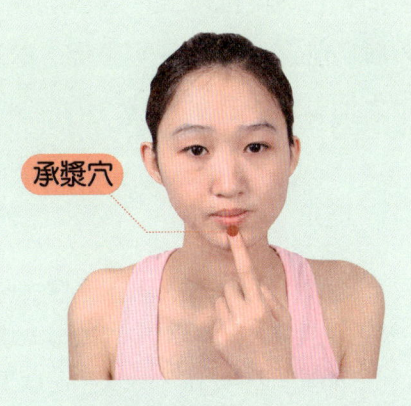

快速取穴：頦唇溝正中凹陷處即是。

對應的健康問題 ②

胸滿氣逆

脈　　象　右手寸脈洪。

健康問題

肺熱過盛，肺失清肅，因而導致胸部脹滿、呼吸困難。

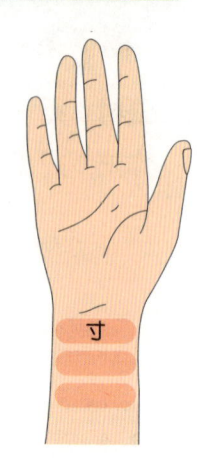

延伸辨證及確診

① 在秋天或者其他燥熱的天氣穿得過厚，或者吃得太多，導致胃熱犯肺。
② 口乾舌燥，咽喉痛，喜歡喝冷水。
③ 胸口脹滿發悶，呼吸急促，感覺呼出來的氣都是熱的。
④ 大便乾燥，甚至便祕。

專家提醒 …

　　肺火旺盛達到洪脈的程度大多發生在秋季，一方面秋燥正盛，暑邪未去，如果加衣太早，遇到天氣熱的時候，會導致燥邪、熱邪同時犯肺。所以，在秋天適當「秋凍」是符合養生原理的。但是需要注意，秋凍可以凍手、凍臉，但是不能凍腳。
　　飲食調養上以宣肺清火、滋陰潤燥為原則，可以多吃蔬菜、水果，尤其是有清火潤燥作用的梨子和百合。

特效方

● **百合煲雪梨**

食材：百合15克，雪梨1個。
作法：1. 百合洗淨，用清水浸泡一夜。
　　　　2. 將百合和浸泡水一起倒入鍋內，再加適量水，小火煮1.5小時。
　　　　3. 將去皮切小塊的雪梨放入，加適當冰糖，再煮半小時即可。

▶ 早、晚服用。

按摩方

● **按壓尺澤穴**

　　用食指指尖垂直按壓尺澤穴，每天2次，每次2分鐘。

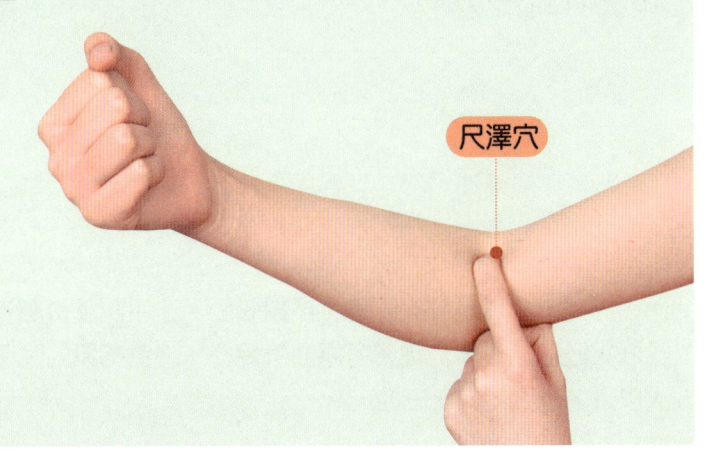

對應的健康問題 ③

肝火過旺

脈　　象　左手關脈洪。

健康問題

肝火盛，人會變得急躁易怒，雙眼赤紅。

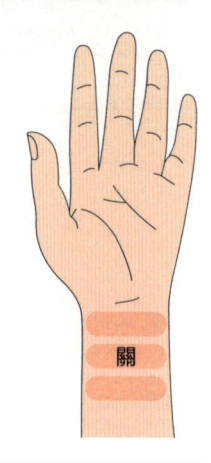

延伸辨證及確診

① 體溫偏高，性情急躁，衝動易怒。
② 口中發苦、乾燥，喜歡喝冷水。
③ 脅肋脹滿。
④ 小便短赤，大便乾燥。
⑤ 頭暈，四肢乏力。

專家提醒 •••

　　肝病，尤其是肝火旺者，多顯弦脈。左手關脈洪數者，除了肝火旺盛以外，也需要考慮血熱妄行。治療的原則除了清肝火以外，也要止血、涼血。

特效方

● **柴胡青葉粥**

食材：柴胡、大青葉各15克，粳米30克，白糖適量。
作法：1. 將柴胡、大青葉加適量水煎煮取汁，粳米淘洗乾淨。
　　　　2. 鍋內加水燒開後，倒入粳米和藥汁，煮至米熟爛，加白糖調味即可。

▶ 每日1劑，不拘時候溫服。

按摩方

● **按壓行間穴**

　　用拇指按壓行間穴5秒，待有痠感後，休息5秒再繼續按壓，共20下。

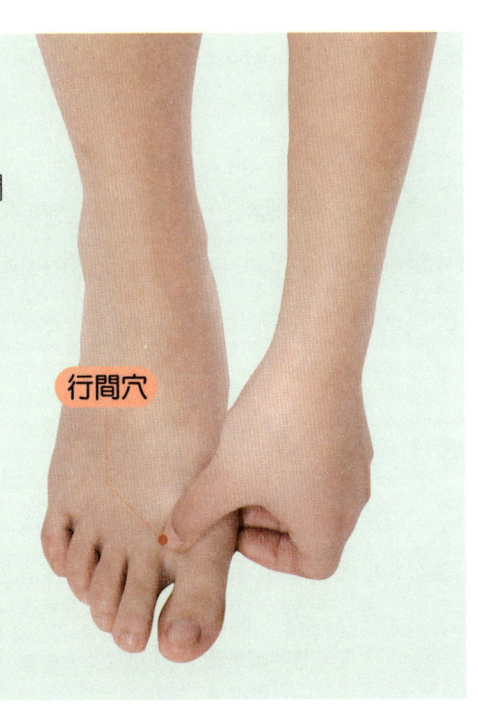

行間穴

對應的健康問題 ④

胃熱脹悶

脈　象　右手關脈洪。

健康問題

胃熱熾盛，導致噯氣、泛酸、口臭、便祕等各種上火症狀。

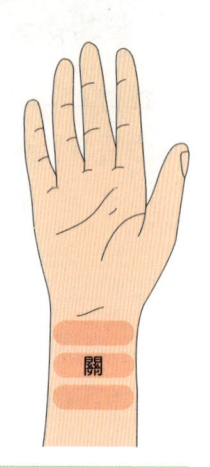

延伸辨證及確診

① 能吃，不胖。飯量很大，吃了沒多久就會餓，體重增加不明顯，甚至降低。
② 口乾舌燥，噯氣，口臭，刷牙也不能緩解。
③ 嗜吃大熱的食物，如辣椒、羊肉等。
④ 糖尿病患者有時候會出現右手關脈洪。
⑤ 胃炎等胃部疾病，也可能導致右手關脈洪。

專家提醒 ⋯

　　胃熱達到一定程度，吃下去的食物還沒有經過消化就迅速腐熟，營養不能被身體吸收，所以能吃、不胖的人，不一定就是好事。另外，胃熱時間長了，長時間處於胃強脾弱的情況，可能會導致胃強傷脾。飲食上以清熱、解毒、潤燥為原則。

特效方

● **大黃粥**

食材：大黃3克，粳米50克。

作法：1. 將大黃洗淨切片，粳米淘洗乾淨備用。
　　　2. 鍋內加水煮開，放入粳米、大黃，煮至米熟爛即可。

▶ 每日1劑，不拘時溫服。

△ 大黃苦寒，不宜長期服用。

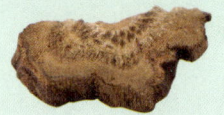

按摩方

● **按揉天樞穴**

　　用食指、中指、無名指三指垂直下按天樞穴並向外揉壓。飯後半小時再進行按摩，同時避免用力過度。每次10分鐘。

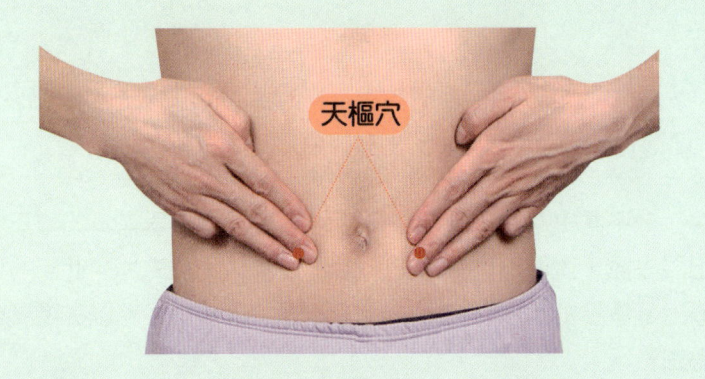

快速取穴：天樞穴位於臍中旁開2寸（3橫指）處。

對應的健康問題 ⑤

腎水枯，腎火旺

脈　　象　雙手尺脈洪。

健康問題

多為久病纏綿，腎水枯竭。尺脈出現洪脈是比較危險的訊號。

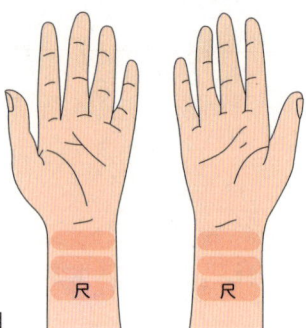

延伸辨證及確診

① 大多為久病的人，身體虛弱。
② 大便乾燥，小便黃而少。

專家提醒 …

　　腎不言火。腎本來是一個極少出現火證的器官，如果尺脈出現洪脈，說明腎虛火極盛，這是腎水枯竭的先兆。此時，治療上最重要的是要保持大小便的通暢；飲食上，應以滋陰潤燥為主。
　　另外，**女性月經前 1～2 天，可能會出現短暫的尺脈洪。**

特效方

● **天冬百合粥**

食材：天冬5克，百合5克，粳米50克。

作法：將粳米和藥材淘洗乾淨，加適量清水熬成粥即可。

▶ 每日1次。

按摩方

● **按揉腎俞穴**

雙手掐腰、拇指在後，用拇指同時按揉兩側腎俞穴，每日2次，每次按揉3～5分鐘。

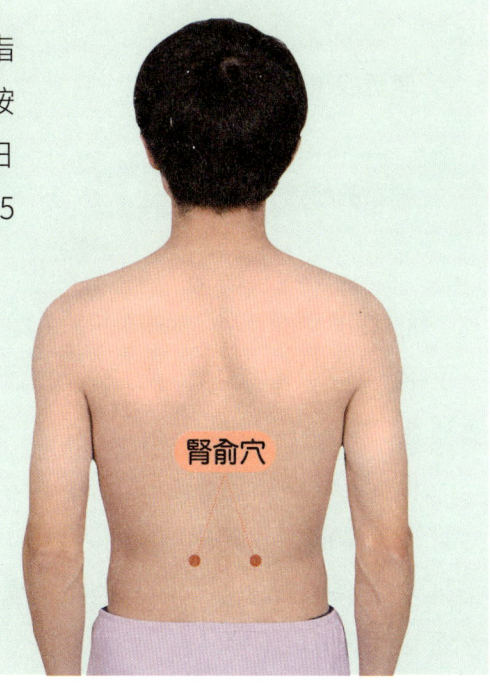

腎俞穴

細脈 ▶▶▶ 多主虛弱證

「細脈,小大於微,常有,但細耳。」

——西晉·王叔和／《脈經》

脈象解析

常脈的脈體

細脈的脈體

寸
關
尺

　　細脈的脈象特點是脈道狹小,指下尋之往來如線,但按之不絕,應指起落明顯。細脈與洪脈正好相反,以小於正常脈體為構成條件,除此之外,不含其他因素。

　　細脈是綱領脈之一,它既是具有獨立意義的單因素脈象,又可作為其他脈象的構成條件,比如濡脈、微脈等,都含脈「細」的條件。細脈還可與其他脈象構成相兼脈,比如細數、弦細、浮細、沉細等。

寸口三部脈象

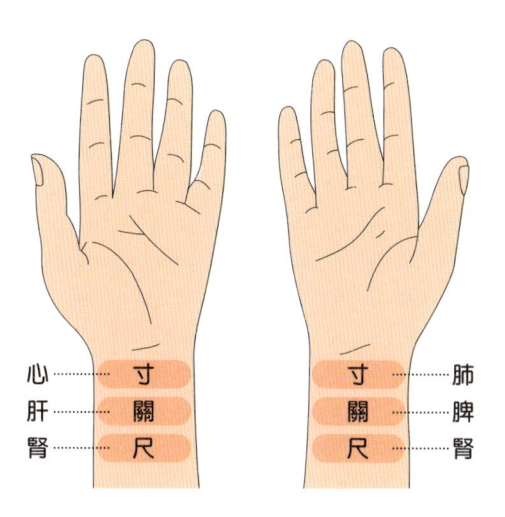

左手：心—寸、肝—關、腎—尺
右手：寸—肺、關—脾、尺—腎

心	怔忡不寐
肺	氣怯嘔吐
肝	肝臟陰枯
脾	脾虛脹滿
腎	泄利遺精

主病

　　細脈的形成多源自於氣血不足，氣不足則無力推動血行，導致脈管的充盈度不足，因此脈來細小且無力。血不足則更不能充盈血管，脈體變細。另外，陰虛、內溼也可能造成細脈。

對應的健康問題 1

心血虛：怔忡不寐

脈　　象　左手寸脈細。

健康問題

血虛則血液不能充盈脈管，呈現為細脈，多與心氣虛兼見。

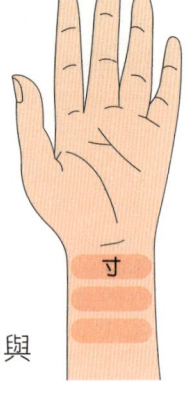

延伸辨證及確診

① 常見於各種失血，如外傷、手術、月經期等。
② 一些血液疾病，比如缺鐵性貧血、白血球減少、血小板減少等，都會導致脈細。
③ 肝臟造血功能不全可能導致脈細。
④ 唇色暗淡，手腳發涼。
⑤ 睡眠質量變差，心悸，心煩，易驚，失眠，健忘。

專家提醒 …

　　細脈多見於久病虛弱者，適合慢慢調養，不宜大補或者使用重藥，治療原則以補血補氣、鎮靜養心為主。

特效方

● **紅棗龍眼茶**

食材：紅棗15克，龍眼10克。
作法：將紅棗洗淨去核，龍眼去殼，一起放入杯中，開水沖泡。

▶ 代茶飲，每日1次，可以反覆沖泡。

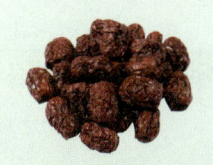

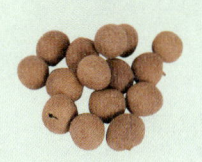

按摩方

● **按揉三陰交穴**

用拇指指腹按揉三陰交穴5分鐘，每天3～5次。

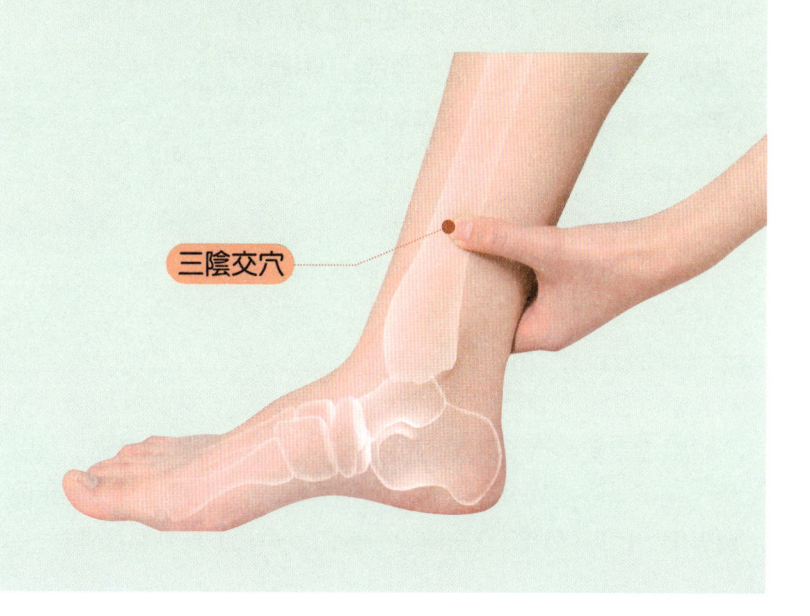

三陰交穴

對應的健康問題 ❷

肺氣虛：氣怯嘔吐

脈　　象　右手寸脈細弱。

健康問題

稍微一運動就會喘息不止，說話聲音小，抵抗力差，容易得各種外感疾病。

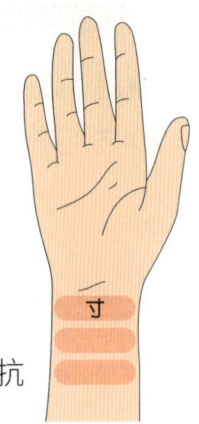

延伸辨證及確診

① 平時說話聲音不大，給人「中氣不足」的感覺。
② 稍微運動就氣喘不止，而且喘息得很淺。
③ 非常容易感冒，每次流感都會「中獎」。
④ 害怕吹風，晚上睡覺容易盜汗。
⑤ 臉色蒼白。

專家提醒 ⋯

　　肺虛主要表現為氣虛，治療原則上是以補肺氣為主，可以吃一些補氣的食物，如黃耆、人參、母雞等。肺氣虛往往伴見腎陽虛，所以適當吃一些補陽的食物，有利於推動氣血運行。

特效方

● **黨參粥**

食材：黨參15克，粳米100克。
作法：1. 將黨參洗淨切片，粳米淘洗乾淨。
　　　2. 鍋內加水燒開，放入黨參片、粳米，煮至米熟爛即可。

▶ 溫服，每日1次。

按摩方

● **按揉肺俞穴**

用力按揉肺俞穴5分鐘，每日2次。

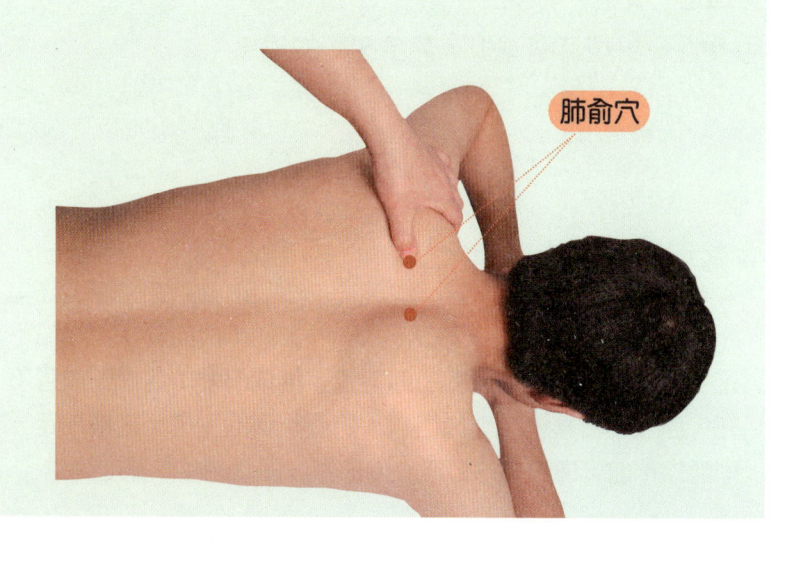

肺俞穴

對應的健康問題 ③

肝血虛、陰虛：肝臟陰枯

脈　　象　左手關脈細。

健康問題

肝陰虛不足以養血,導致血虛,進一步造成其他臟腑陰虛和血虛。

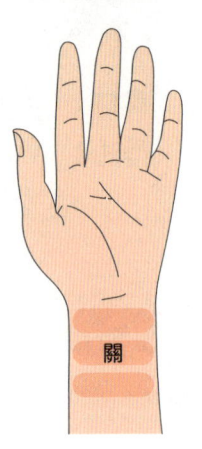

延伸辨證及確診

① 臉色蒼白。
② 耳鳴、耳聾。
③ 五心*煩熱,潮熱盜汗。
④ 女性會出現月經減少,甚至閉經的現象。

★ 兩手心、足心以及心胸口。

專家提醒 …

　　肝陰虛和血虛是共生的,因為肝生血,而血屬陰,陰血不足,自然就會影響到肝的造血功能,形成血虛;血虛則血管不充,血液運行緩慢,形成阻滯,妨礙陰精的生成;陰精不足,則無以化血,導致惡性循環。治療應以滋陰為主,補血輔之。

特效方

● **杞菊茶**

藥材：菊花3克,枸杞3克,綠茶2克。
作法：將菊花、枸杞、綠茶放入杯中,沸水沖泡。

▶ 代茶飲,每日1劑,不拘時候,可以反覆沖泡。

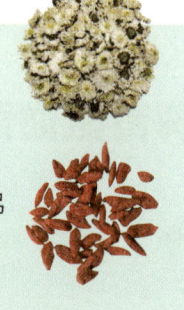

按摩方

● **按壓三陰交穴**

用力按壓三陰交穴3分鐘,每天2次。

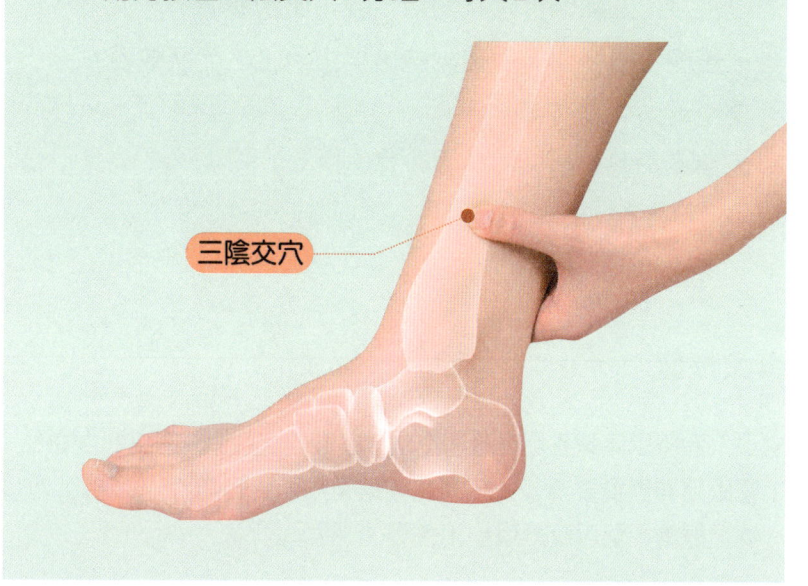

三陰交穴

對應的健康問題 ❹

脾胃氣血兩虛：脾虛脹滿

脈　　象　右手關脈細。

健康問題

脾胃消化功能減弱，飯量減少，吃很少就可能覺得腹脹，一般不會腹痛。

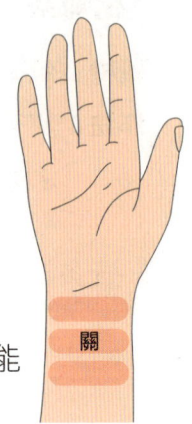

延伸辨證及確診

① 飯量減少，容易飽，食則腹脹。
② 吃生冷、油膩的食物不消化，容易出現腹痛。
③ 一般晚上腹脹會更嚴重一些，早上及上午症狀較輕。
④ 全身乏力，沒有精神。
⑤ 大便不順暢，但一般不會乾燥。

專家提醒⋯

　　治療以健脾養胃、溫補為主，盡量少吃寒涼、油膩的食物，腹脹期間飲食要清淡。如果比較嚴重，則應斷食 1～2 餐；如情況好轉，可以吃紅棗小米粥等。

特效方

● **厚朴洋參湯**

藥材：厚朴5克，西洋參3克。
作法：將上述的兩味藥粗碎，加清水適量煎煮數沸，濾渣備用。

▶ 每日1～2劑，飯前溫服。

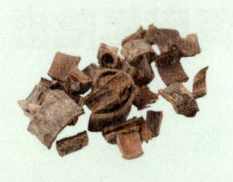

按摩方

● **按揉中脘穴**

用食指指腹按揉中脘穴3分鐘，每日2次。

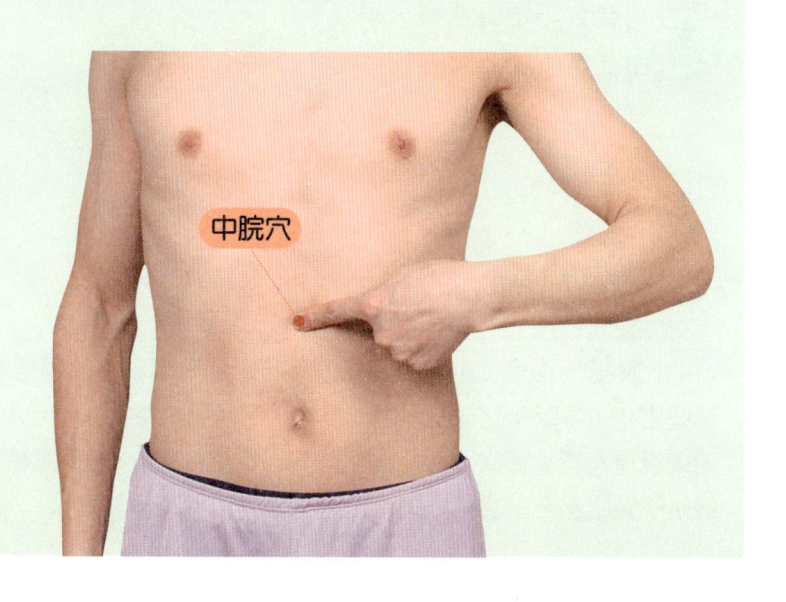

中脘穴

對應的健康問題 5

腎臟氣陰虛：泄利遺精

脈　　象　雙手尺脈細。

健康問題

尺脈細最主要的問題就是氣陰兩虛，主要表現為腰背痠軟、神疲乏力等。

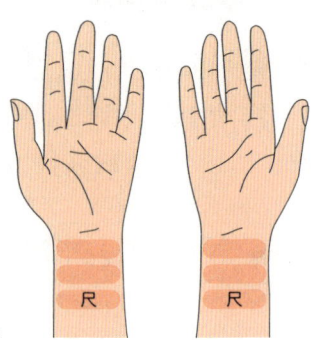

延伸辨證及確診

① 腰背痠軟，熱敷或者按揉後能緩解。
② 氣短懶言，咽乾口燥，午後發熱，雙腿發痠無力。
③ 男性可能會表現為遺精、早洩。
④ 女性可能會表現為月經減少、經期延長等。

專家提醒…

　　尺脈細，最重要的原因是氣血不足，補腎填精是最主要的補養方式，可以多吃一些黑色的食物，如黑豆、海參等。另外，如果表現為虛火症狀，則可以搭配一點降火的食物，如青菜等，但是不宜吃苦寒的食物，如苦瓜等，做菜也不宜多放鹽。

特效方

● **女貞子粥**

食材：女貞子15克，粳米100克，白糖適量。
作法：將粳米淘洗乾淨。鍋中加水燒開，放入粳米、女貞子煮粥，煮至米熟爛，加白糖調味即可。

▶ 每日1劑，不拘時候熱服。

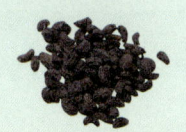

按摩方

● **按揉腎俞穴**

用雙手拇指按揉腎俞穴50下，以感覺脹痛為度，每日2次。

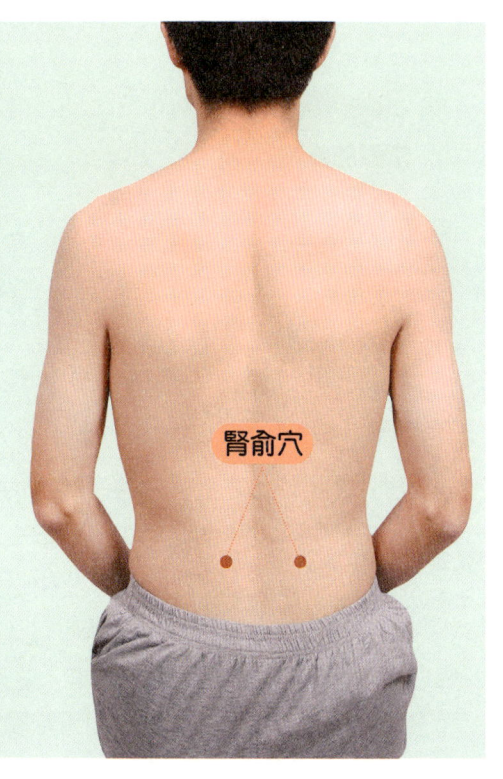

腎俞穴

微脈　▶▶▶ 氣血陰陽俱虛

「微脈，極細而軟，或欲絕，若有若無。」

——西晉・王叔和／《脈經》

脈象解析

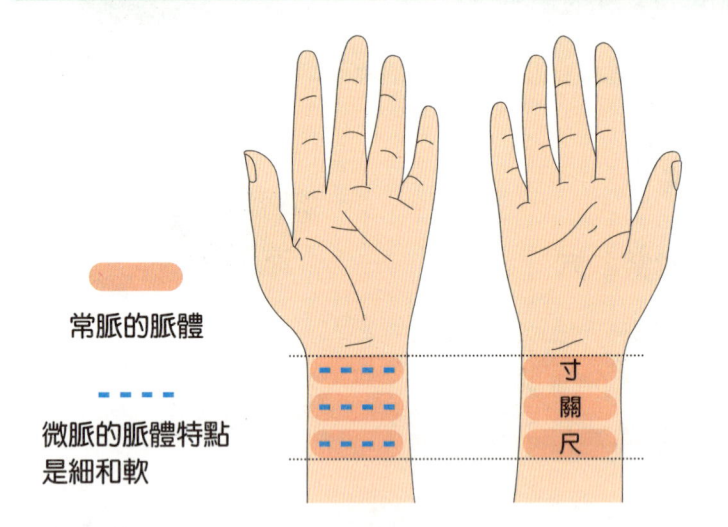

常脈的脈體

微脈的脈體特點是細和軟

寸　關　尺

　　微脈是具有複合因素的脈象，包括兩方面的構成條件，一是脈體「極細」，二是脈體「軟」。凡脈體「極細」而「軟」者即是微脈，除此之外，不含其他因素。

專家提醒⋯

> 　　微脈與細脈是比較相似的兩種脈型，可以放在一起學習。只要比常脈窄的，都屬細脈的範疇。細脈可以比較清楚地感知，而微脈則極窄，甚至如線細，而且軟弱無力，若有若無。

對應的健康問題

前文已介紹，微脈具有脈細、跳動軟弱的特點，這說明患者處於氣血陰陽俱虛的狀態，陽不足以生氣，陰不足以養血，氣不足以鼓脈，血不足以充脈。

一般微脈的出現有以下兩種情況。

1 久病脈微

患者患重病已經很長一段時間，人體各種功能都嚴重受損，甚至已經接近生命盡頭，屬於危重患者，很難保住性命。

2 新病脈微

一般是患者得了嚴重的急症，陽氣迅速衰竭導致脈微，比如大量失血導致的心腎衰竭，以及其他一些發病兇猛、週期短的急症。這種情況，只要搶救及時，仍有機會可以挽救患者生命。

專家提醒

正常人一般都不可能出現微脈。初學時，手感不靈敏，如果再加上被診者比較胖，脈搏本身就比常人沉一點，有時候會誤以為是微脈，最後往往虛驚一場。

弦脈 ▶▶▶ 多主各種肝病

「弦脈，舉之無有，按之如弓弦狀。」

——西晉・王叔和／《脈經》

脈象解析

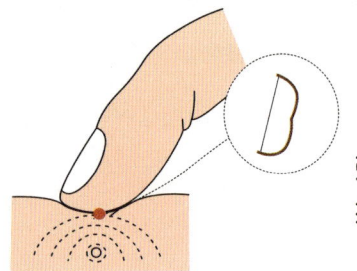

弦脈手感就像按在了弓弦上

弦脈，顧名思義，就是好像按在了弦上一樣，輕輕按的時候，有點像琴弦；稍微用力，就像按在緊繃的弓弦上。有時候比較明顯的病理性弦脈，用力按時甚至有按在刀刃上的感覺。

所以，弦脈的特點就是脈形端直而細長，脈勢較強，脈道較硬，診脈時有挺然指下、直起直落的感覺，中醫將其形容為「從中直過」、「挺然於指下」。

專家提醒

弦脈的適用範圍很廣，主要與弦的程度有關。春季很多人的脈象都稍微帶一點弦，肝氣旺的人，脈象也會偏弦。平時如果弦脈不是很明顯，又沒有其他不適症狀，可以認為是常脈。

寸口三部脈象

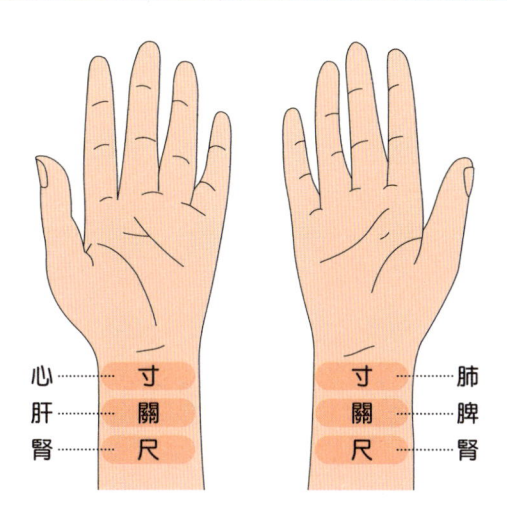

	左手			右手	
心	寸		寸	肺	
肝	關		關	脾	
腎	尺		尺	腎	

心 胸痛

肺 頭痛、胸脅脹痛

肝 肝炎、高血壓等

脾 脾虛傷冷，停飲，腹痛

腎 腰痛、腹痛、足痛

主病

大多數弦脈與肝病有關，因為肝主筋，脈道的柔軟、弦硬與筋的弛緩、強勁之性相同。肝病多鬱滯，肝氣失於條達（調和暢達）則脈多弦勁，故稱弦脈「在臟應肝」，多主肝膽病變。**對應各臟腑時，弦脈多與各種疼痛相關。**

對應的健康問題 1

胸痛

脈　　象　左手寸脈弦。

健康問題

肝氣鬱結引起的胸痛,感覺胸中脹滿,呼吸時都會感覺痛。

延伸辨證及確診

① 性格內向,經常生悶氣。
② 曾經遇到不順心的事情,尤其是令人憤怒的事情。
③ 臉色發黃,眼睛發紅。

專家提醒 …

　　弦脈多為氣滯證,上逆之氣上衝心、肺,可能會出現心悸、胸悶、氣短、胸痛等情況,且氣鬱之久易化火,火性上炎,也可能出現上述症狀。治療以疏肝理氣為主。

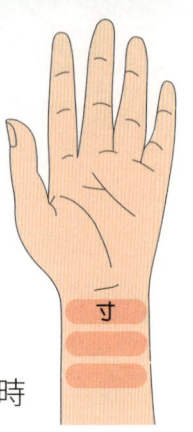

特效方

● **玫瑰合歡茶**

藥材： 玫瑰花2克，合歡花2克。
作法： 將玫瑰花和合歡花放入杯中，沸水沖泡。

▶ 代茶飲，每日2～4次。

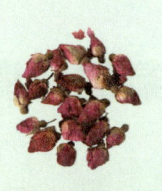

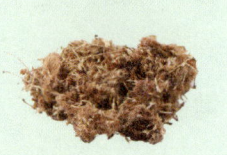

按摩方

● **按壓太衝穴**

用拇指指腹按壓太衝穴5～8分鐘，按壓力度可以適度加大，以感到痠脹痛最佳。

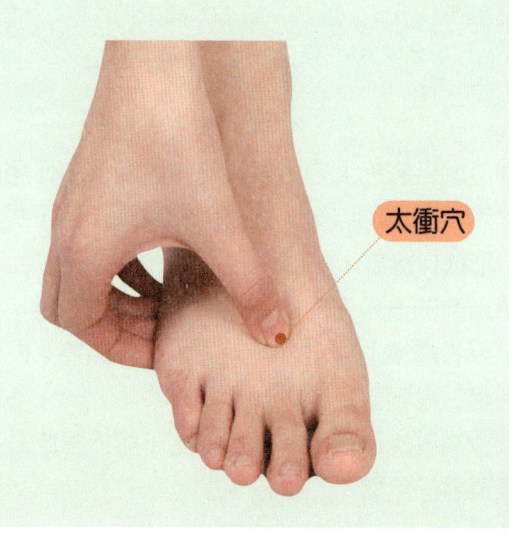

太衝穴

對應的健康問題 ❷

肺氣鬱結導致頭痛、胸脅脹痛

脈　　象　右手寸脈弦。

健康問題

肺氣不能肅降全身，鬱結不散，導致頭痛、胸脅脹痛等。

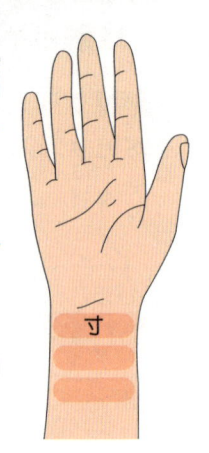

延伸辨證及確診

①胸脅脹痛，會有咳唾引痛，咳嗽的時候更痛。
②抵抗力變差，容易感染各種外感疾病。
③肺氣腫、氣胸、哮喘等，都可能導致寸脈弦。

專家提醒 ····

　　肺位於五臟的上方，以氣為主。肺氣的作用就是使身體的氣向上走，到達肺以後，透過肺的肅降作用，將氣重新輸布到全身，形成保護層，保護身體不受外邪的傷害。

　　如果肺的清肅作用出了問題，肺氣就會鬱結於肺，造成胸脅痛，或者繼續上行，鬱結於頭，導致頭痛。同時，體表也失去了保護，人就容易生病。

　　飲食調養應以清肺、潤燥為主，可以多吃一些潤燥和有助於肺氣清肅的食物。

特效方

● 甘蔗百合豆漿

食材：甘蔗200克，鮮百合50克，豆漿500毫升。
作法：1. 將甘蔗去皮切塊，和百合一起用榨汁機榨成汁。
　　　　2. 濾掉殘渣，加入豆漿中調勻即可。

▶ 溫服，每日2～4次。

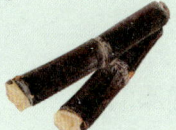

按摩方

● 按揉膻中穴

　　以食指指腹用力按揉膻中穴，每次3～5分鐘，每日2次。

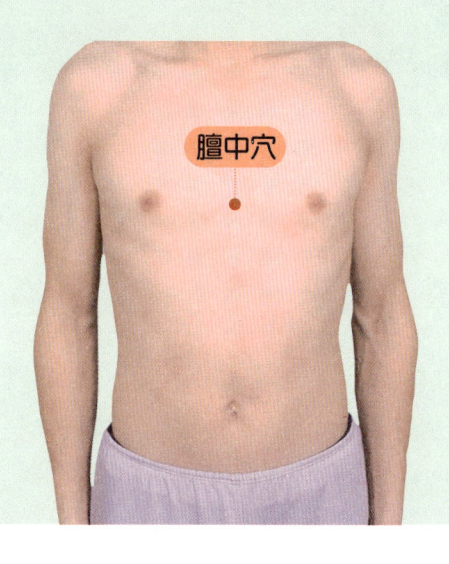

對應的健康問題 ③

各種肝病

| 脈　　象 | 左手關脈弦。 |

健康問題

各種與肝相關的疾病都可能導致弦脈。

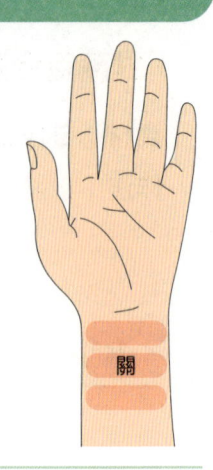

延伸辨證及確診

① 弦脈兼數脈，多為肝火過旺。
② 弦脈兼滑脈，多為中風、肝病。
③ 弦脈兼遲脈，為肝寒。
④ 弦脈兼澀脈，可能是肝瘀血。
⑤ 高血壓、動脈硬化等，也會導致弦脈。

專家提醒 …

　　弦脈是肝病的主要表現形式之一，所以要根據其他的情況，詳細辨別是哪種肝病，然後對症食療藥補。另外，疼痛也會導致脈弦，在診斷的時候要考慮到疼痛的因素。

特效方

● **補肝茶**

藥材： 枸杞5克，綠茶3克。

作法： 將枸杞和綠茶放入杯中，沸水沖泡。

▶ 代茶飲，每日2～3杯。

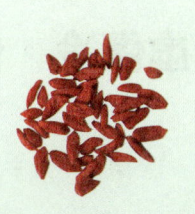

按摩方

● **按揉期門穴**

用食指按揉兩側期門穴各3～5分鐘。

快速取穴： 乳頭直下第六肋間隙，前正中線旁開4寸；或仰臥，自乳頭垂直向下推2個脅間隙處，即為期門穴。

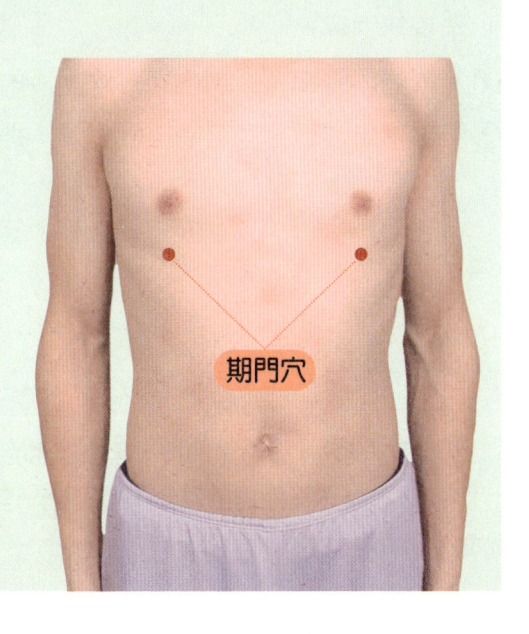

對應的健康問題 ❹

脾虛傷冷，停飲，腹痛

脈　　象　右手關脈弦。

健康問題

脾虛，又吃多了生冷的食物，可能會導致小腹疼痛難忍。

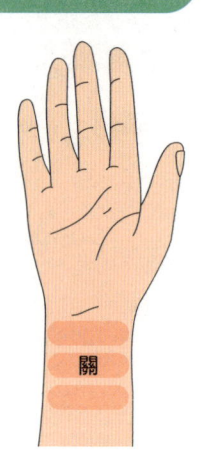

延伸辨證及確診

① 脾虛是本病的前提，大多表現為小腹凸出、嘔吐、泄瀉、全身無力等。
② 冷飲喝得過多，或者吃了一些生冷的食物，症狀會加重。
③ 腹部疼痛難忍，嚴重時上吐下瀉，遇熱緩解。

專家提醒 …

　　脾虛傷冷，脾虛是前提，傷冷是誘因。所以在治療的時候，應先祛除凝滯在脾胃的寒氣，需要吃一些熱性的食物或中藥；症狀緩解後，再健脾養胃。

特效方

● **生薑蛋湯**

食材：生薑20克，雞蛋1個，蜂蜜適量。

作法：1. 將生薑去皮切片，雞蛋打散。

2. 鍋中加水與生薑片，燒開，沖入雞蛋液。出鍋後，加蜂蜜調味即可。

▶ 溫熱服用。每日1～2次。

按摩方

● **按揉神闕穴**

用拇指指腹或者手掌根按揉神闕穴3～5分鐘，每日2次。隔鹽灸，效果更好。

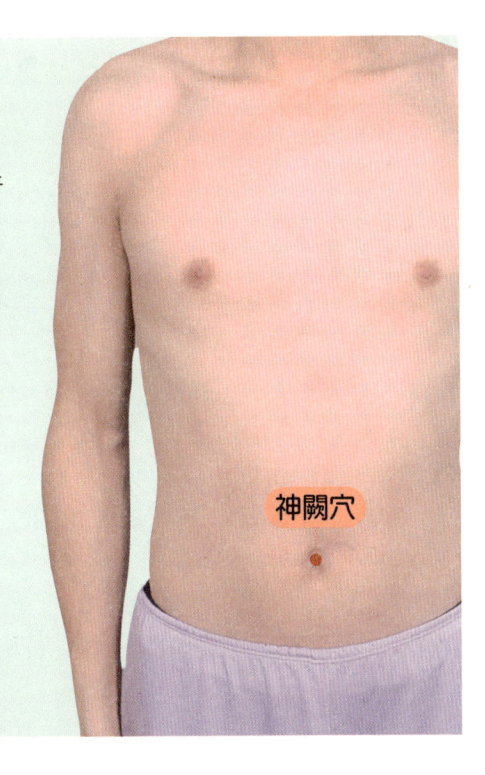

神闕穴

對應的健康問題 5

腰痛、腹痛、足痛

脈　　象　雙手尺脈弦。

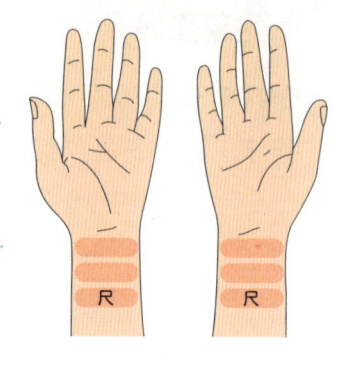

健康問題

下焦或者下肢的任何疼痛，都會導致尺脈弦。

延伸辨證及確診

① 各種外傷，如腰扭傷、腿腳摔傷、割傷等。
② 各種劇烈的腹痛。
③ 女性痛經。

專家提醒 ...

　　前文提到過，弦脈除了反映各種肝病以外，劇烈的疼痛也會導致脈弦。除了左手關脈以外，其他細弦脈脈象可能的健康問題，幾乎都與疼痛有關。所以，**下焦和腿部的疼痛可能造成尺脈弦。**

特效方

● **鎮痛活血藥**

藥材：紅花2克，雲南白藥5克。

作法：將紅花和雲南白藥加少許水，調勻備用。

▶ 抹在患處，用紗布固定好即可。

△ 僅限用於摔傷或者扭傷造成的紅腫。

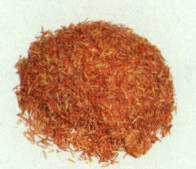

按摩方

● **按揉足三里穴**

用食指指腹按揉足三里穴，每日2次，每次3分鐘。經常用於緩解腹痛。

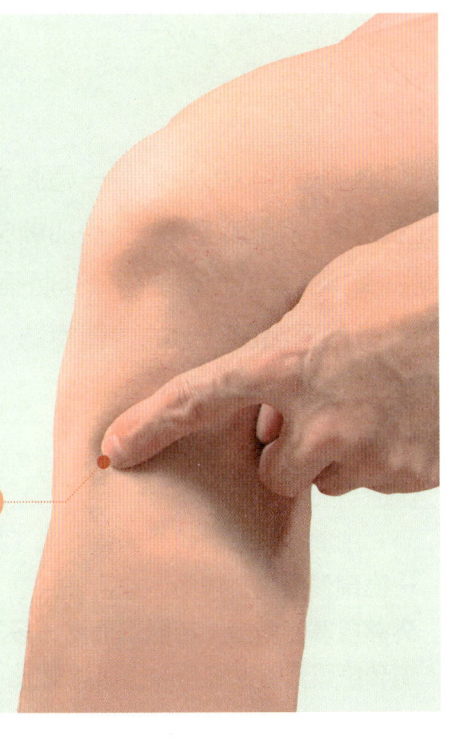

足三里穴

緊脈 ▶▶▶ 多主各種寒證引起的疼痛

> 「緊脈,數如切繩狀。」
>
> ——西晉・王叔和／《脈經》

脈象解析

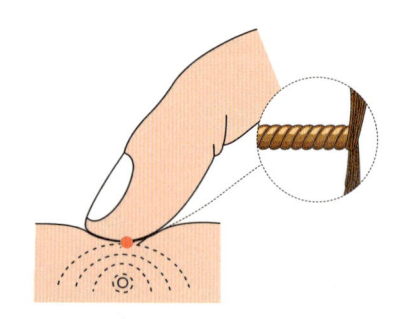

緊脈的感覺就好像按到一根緊繃又正在撐的繩子

緊脈是與弦脈相似的一種脈象,緊脈的緊張度、力度均比弦脈高,其指感比弦脈更加繃急有力,而且有旋轉絞動或左右彈指的感覺,但脈體較弦脈柔軟。

分辨緊脈和弦脈的一個標誌,就是弦脈是直上直下的,而緊脈是左右彈動的。

專家提醒…

由於緊脈是脈體「緊張」或「拘急」的表現,所以,只要一出現緊脈就是病脈,並且多主寒、主痛。**若脈浮而緊,多為外感風寒的表證;若脈沉而緊,多為裡寒證。**一些劇痛之症,導致脈體緊張或拘急,也可見緊脈。

對應的健康問題

❶ 傷寒表證

　　大多數情況下就是傷寒感冒，一般是由於外感風寒引起的，治療以辛溫解表為主，常用的中藥有麻黃、荊芥、防風、紫蘇葉等，常用的食物有生薑、蔥白等。日常飲食要清淡，多喝熱水，注意保暖防風。

❷ 裡寒證

　　裡寒證指傷寒陰證，又指慢性病的臟腑內寒證，常見胃腹冷痛、嘔吐清水、大便溏泄、小便清長、畏寒肢冷、臉色蒼白、舌淡苔白潤等症狀。治療上，以溫經散寒為主，可以應用一些熱性的食物和中藥調養，比如生薑、韭菜、肉桂、羊肉等。

❸ 劇痛導致脈緊拘急

　　這種情況，通常只要對症治療，疼痛緩解脈象即可恢復正常。不管是外傷疼痛還是內科疼痛，劇烈的疼痛會嚴重傷害相關器官，在辨清疼痛原因後，**應以鎮痛為先**。

芤脈　▶▶▶ 主血液或津液大量散失

「芤脈，浮大而軟，按之中央空，兩邊實。」

——西晉・王叔和／《脈經》

脈象解析

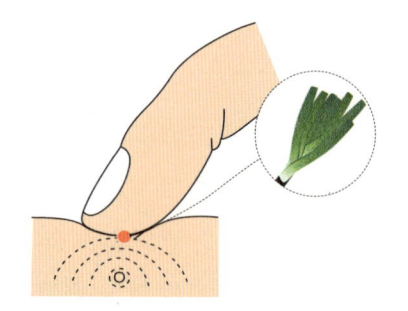

芤脈應指就好像按在蔥管上一樣

芤脈是具有複合因素的脈象，其脈形比較複雜。它綜合了「浮、大、軟、中央空、兩邊實」等多種構成條件，以「中央空、軟，兩邊實」為基本特徵。

專家提醒 ...

芤脈產生的原因主要是大量失血、失津後，血管不充實造成的。芤脈在現實脈診當中並不常見，是一種過渡脈，如外傷大量失血的當天，甚至只在當時一小時，脈象會顯示為芤脈。只要輸血輸液治療之後，芤脈脈象就會消失。

女性崩漏失血最嚴重的時候，會表現為芤脈，緩解以後就消失了。在診脈的時候，要特別注意這一點。

對應的健康問題 ❶

外傷失血

外傷如果失血過多,除了用一些有補血效果的中藥和食療以外,輸血是最快見效的方式。

特效方

● **當歸補血湯**

藥材:黃耆30克,當歸6克。
作法:將上述的兩味藥粗碎,加清水適量煎煮,濾渣留汁備用。

▶ 每日1劑,不拘時候溫服。

按摩方

● **按揉足三里穴**

用食指指腹按揉足三里穴,每日2次,每次3分鐘。

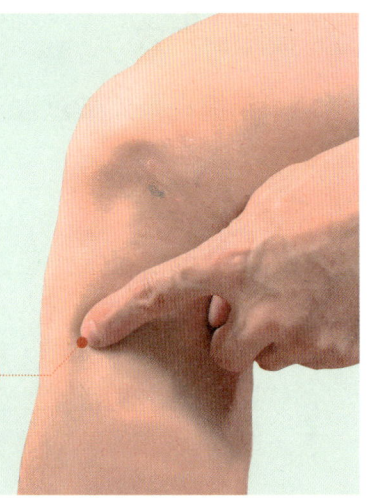

足三里穴

對應的健康問題 ❷

女性月經量大

和臟腑出血一樣,女性月經失血過多,也宜在月經停止後再補血,**經期補血須謹慎**。如果經期過長,則應到醫院治療。

特效方

● **白芍飲**

藥材:白芍、白朮、附子各3克,生薑2克,茯苓4克。
作法:將上述藥材加清水適量,煎煮數沸,濾渣備用。

▶ 每日1劑,不拘時溫服。

按摩方

● **按壓血海穴**

用拇指指腹按壓血海穴,每日3次,每次3分鐘。

血海穴

快速取穴:大腿內側,髕底內側端上2寸,當股四頭肌內側頭的隆起處;或可屈膝90度,手掌伏於膝蓋上,拇指與其餘四指呈45度,拇指指尖處即是血海穴。

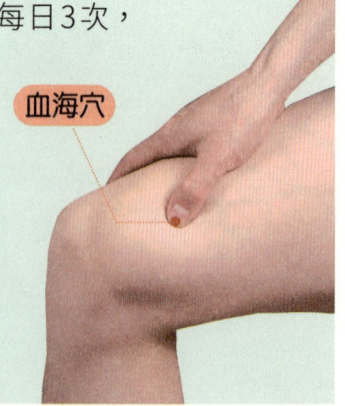

對應的健康問題 3

臟腑病變出血

臟腑病變出血應盡快就醫治療,待出血停止以後,才可以食療補血。

特效方

- **四物湯**

    藥材:熟地黃4克,當歸、白芍各3克,川芎2克。
    作法:將上述藥材加水煎煮,濾渣留汁備用。

    ▶ 每日1劑,不拘時溫服

按摩方

- **按揉足三里穴**

    用食指指腹按揉足三里穴,每日2次,每次3分鐘。

    足三里穴

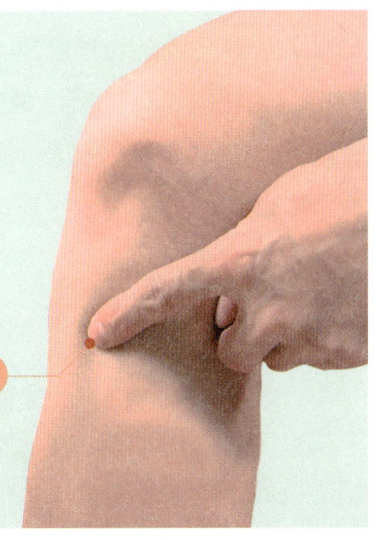

革脈　▶▶▶ 多主寒證、虛證

「革脈，有似沉伏，實大而長微弦。」

——西晉・王叔和／《脈經》

脈象解析

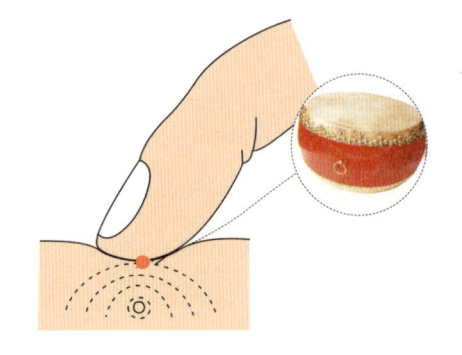

革脈，就好像按在鼓皮上一樣

革脈是一種綜合類脈象，兼具「沉、伏、實、大、長、弦」的特點，初學者在判定上會有難度。傳統醫家給出了比較簡單的判定方式：按如鼓皮。意思就是說，按在上面就好像按在牛皮做的鼓上面一樣，可以依照這個方向慢慢體會。

專家提醒

革脈主病有二：一是素體虛弱，又新感寒邪，寒邪束表；二是亡血失精。若新病見此脈，多是寒邪犯表，病雖重而邪易解；若久病見此脈，多是孤陽外越，為病重危候。

對應的健康問題 ❶

女性崩漏

出現女性崩漏，應及時就醫，查明原因，對症治療。

特效方

- **川芎酒**

藥材：川芎30克，黃酒500毫升。
作法：將黃酒入鍋燒開，加入川芎，轉小火繼續煮至酒剩2/3左右。

▶ 每日2次，每次50毫升，每次服前用熱水溫一下。多用於血瘀、氣滯、血熱所導致的崩漏。

按摩方

- **按揉中極穴**

用拇指指腹按揉中極穴3分鐘，每日2次。

中極穴

快速取穴：前正中線，臍下4寸處即是中極穴。

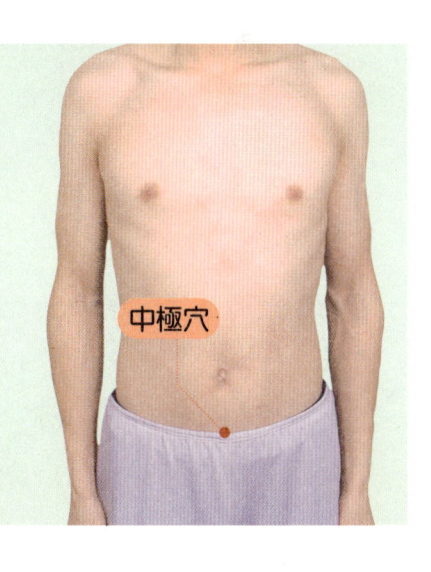

對應的健康問題 2

男性夢遺

特效方

- **雙子粥**

食材：韭菜子3克，菟絲子3克，粳米50克。
作法：將食材分別乾淨，混合在一起熬成粥即可。
▶ 一日三餐，隨時食用。

- **枸杞羊肉粥**

食材：羊肉30克，枸杞5克，粳米50克。
作法：將羊肉洗淨後切丁，加冷水緩緩加熱至燒開，放入粳米、枸杞熬成粥即可。
▶ 一日三餐，隨時食用。

- **鎖陽粥**

食材：鎖陽15克，粳米50克。
作法：粳米淘洗乾淨，鎖陽洗淨備用。鍋內加水燒開，放入粳米和鎖陽煮粥，煮至米熟爛即可。
▶ 每日1劑，不拘時食用。

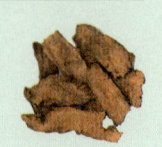

> 按摩方

● 按揉中封穴

以同側手握住足踝，拇指指端按壓中封穴，並做環狀按揉。每日2次，每次3分鐘。

快速取穴：足背側、內踝前，脛骨前肌腱的內側凹陷處，即是中封穴。

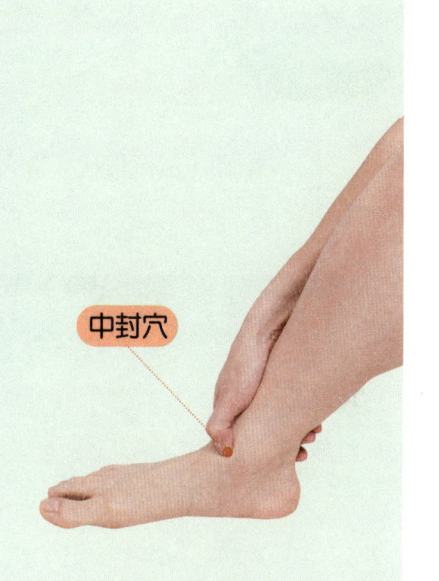

● 按壓曲骨穴

用拇指指腹按壓曲骨穴，每日2次，每次3～5分鐘。

快速取穴：下腹部恥骨聯合上緣中點處，即是曲骨穴。

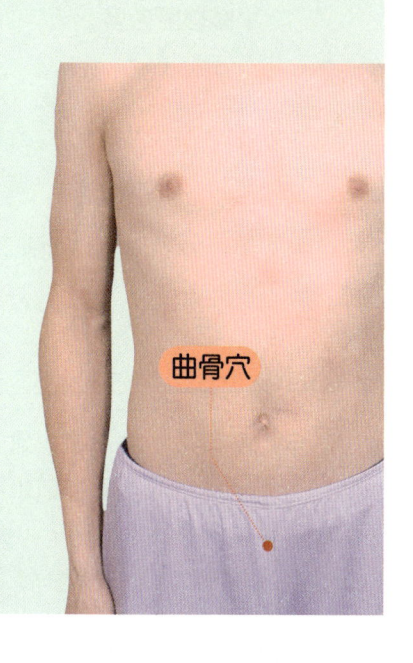

牢脈 ▶▶▶ 多主裡證實寒

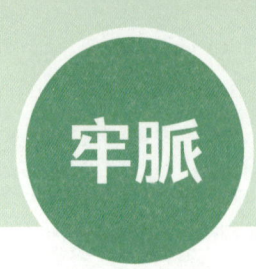

「牢脈，似沉似伏，實大而長，微弦。」

——西晉・王叔和／《脈經》

脈象解析

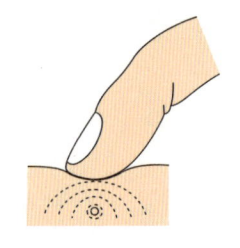

平脈診脈力度

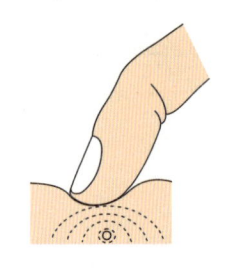

牢脈沉取才能感覺到，而且堅固牢實

「牢」者，深居於內，堅固牢實之義。牢脈的脈象特點是脈位沉長，脈勢實大而弦。牢脈輕取、中取均不應，沉取始得，但搏動有力，勢大形長，為「沉、弦、大、實、長」五種脈象的複合脈。

專家提醒

牢脈雖然是一種比較複雜的複合脈，但是特徵明顯，還是比較容易辨別的。絕大多數情況下，牢脈屬實寒證的表現，不會出現嚴重的健康問題，但如果是虛證出現牢脈，如大量失血、久病體虛等患者，則表示病情危重，須及時搶救。

對應的健康問題 1

陰寒積聚所致痞塊

特效方

● 內金香附粥

食材：雞內金3克，香附3克，紅花1克，粳米55克。
作法：將粳米淘洗乾淨，藥材洗淨備用。鍋內加水燒開，放入粳米及藥材，煮至米熟爛即可。

▶ 每日1劑，不拘時溫服。

按摩方

● 按壓太衝穴

用拇指指腹按壓太衝穴位5～8分鐘，按壓力度可適度加大，以有痠脹痛的感覺最佳。

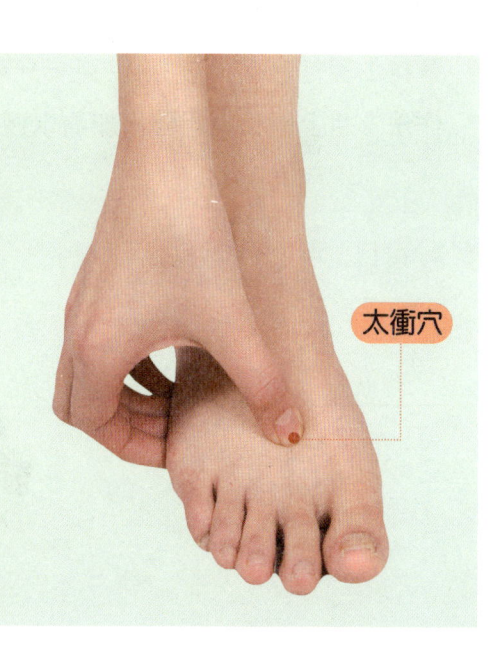

太衝穴

對應的健康問題 2

疝氣

特效方

● **絲瓜絡湯**

藥材：絲瓜絡一根。
作法：將絲瓜絡剪碎，用熱水煎半小時，去渣喝湯。

▶ 溫服，每日1次。

● **黃耆升麻湯**

藥材：黃耆15克，當歸12克，升麻、柴胡各6克。
作法：將上述藥材粗碎，加清水適量，煎煮數沸，濾渣留汁備用。

▶ 每日1劑，不拘時溫服。

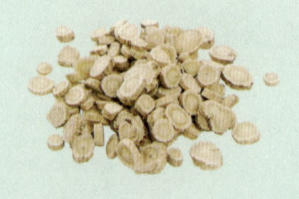

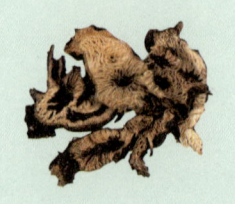

按摩方

● 按揉氣海穴

用食指、中指併攏按揉氣海穴,每日3次,每次3分鐘,以感到發熱為度。

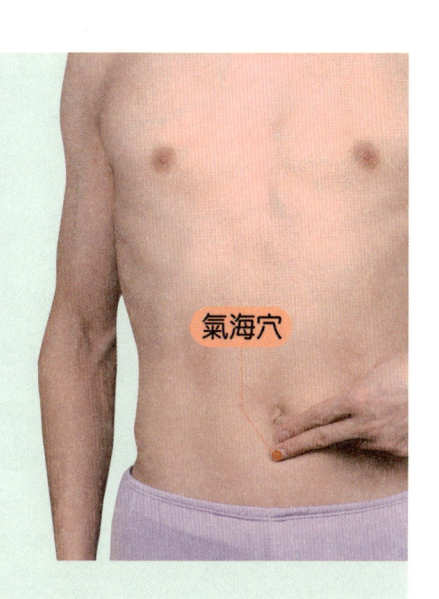

氣海穴

● 按揉足三里穴

用食指指腹按揉足三里穴,每日2次,每次3分鐘。

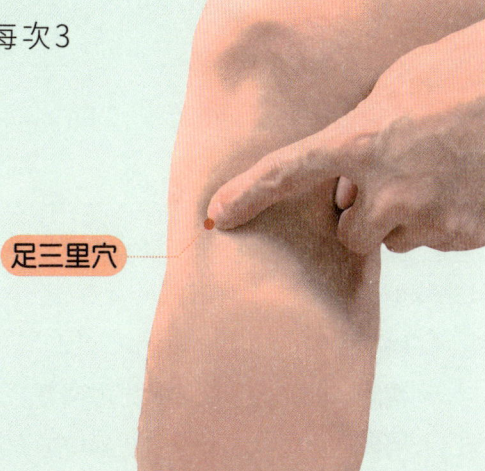

足三里穴

濡脈 ▶▶▶ 多主氣血虧虛

「濡脈，極軟而浮細。」

——西晉・王叔和／《脈經》

脈象解析

濡脈是具有複合因素的脈象，包括三方面的表現；一是脈形「細」，二是脈體「軟」，三是脈位「浮」。綜合了這三種脈象的特點就是濡脈。

濡脈多主虛證，若溼邪阻壓脈道，亦可見濡脈。

專家提醒 …

微脈、濡脈、弱脈三種脈象是比較相似的，可以放在一起來學習研究。

- **微脈**：脈形細，脈體軟。
- **濡脈**：脈形細，脈體軟，脈位浮。
- **弱脈**：脈形細，脈體軟，脈位沉。

寸口三部脈象

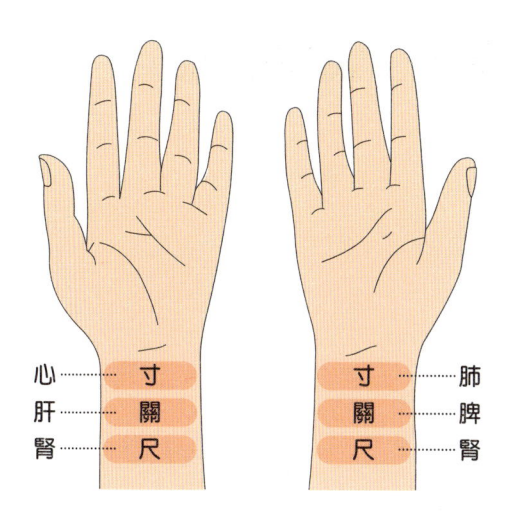

左手:
- 寸 — 心
- 關 — 肝
- 尺 — 腎

右手:
- 寸 — 肺
- 關 — 脾
- 尺 — 腎

心 心氣血虧虛，驚悸健忘

肺 肺氣虛，自汗

肝 肝血不足，血不營筋

脾 脾虛，脾溼

腎 精血不足，命門火衰

主病

當患有胃腸型感冒（不想吃飯、噁心、嘔吐、腹瀉等）、急性胃腸炎時，由於體液減少，氣血不足，就可能出現濡脈的特徵。

對應的健康問題 1

心氣血虧虛，驚悸健忘

| 脈　　象 | 左手寸脈濡。 |

健康問題

心氣血虧虛，心神失養，導致心悸、健忘。

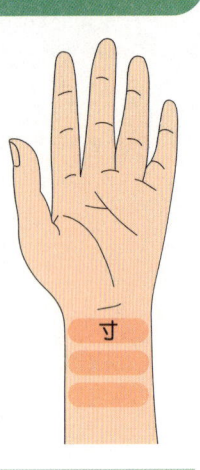

延伸辨證及確診

① 心慌，容易受到驚嚇。
② 心煩，遇到小事情容易控制不住情緒。
③ 口乾舌燥。
④ 晚上睡不安穩，睡眠淺，容易盜汗。

專家提醒 …

　　左手寸脈濡，多為心陰虛有熱，與心火亢盛是有區別的，共同點是容易心悸，心煩易怒；不同的是，心火亢盛則容易發生口腔潰瘍，小便發黃，而心陰虛則沒有這些症狀。

特效方

● **枸杞人參茶**

食材：枸杞5克，人參5克。
作法：將人參粗碎，與枸杞一起放入杯中，用熱水沖泡5分鐘即可。

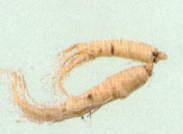

▶ 每日1～2次，代茶熱飲，可以反覆沖泡。

按摩方

● **按揉三陰交穴**

　　按揉兩側三陰交穴各10分鐘，每日2次。同時，也可以按揉鬆弛的肌肉，促進氣血運行。

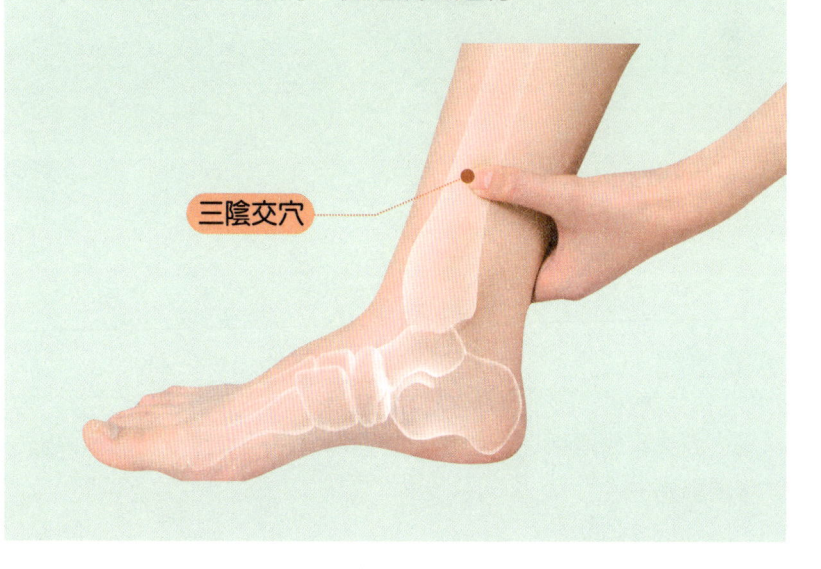

三陰交穴

對應的健康問題 ②

肺氣虛，自汗，身體倦怠，憎寒發熱

脈　象　右手寸脈濡。

健康問題

肺氣虛，遇寒怕冷，發熱自汗。

延伸辨證及確診

① 體溫偏高，容易發低燒。
② 容易出虛汗，怕吹到冷風。
③ 抵抗力差，容易患感冒和其他外感疾病。
④ 可能會伴有鼻竇炎等鼻腔疾病。

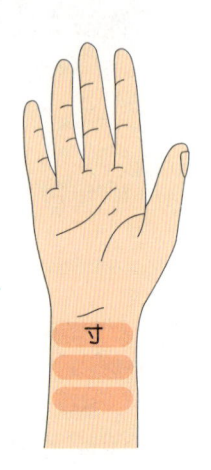

專家提醒 …

　　濡脈和弱脈都是氣血虧虛的表現，在日常飲食上都應以滋陰潤肺為主。

特效方

● **雙耳百合湯**

食材：銀耳5克，黑木耳5克，百合5克。

作法：1. 將三種食材分別用水泡發15分鐘左右。
2. 將所有食材放入鍋中，加清水適量燒開，轉小火燉10分鐘即可。

▶ 每日1～2次，不拘時食用。

按摩方

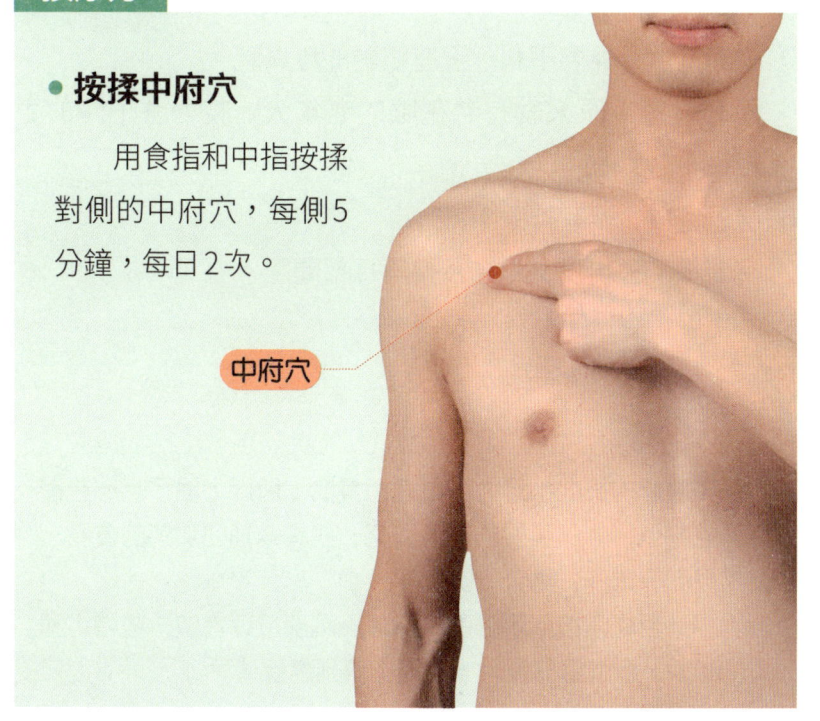

● **按揉中府穴**

用食指和中指按揉對側的中府穴，每側5分鐘，每日2次。

中府穴

對應的健康問題 ③

肝血不足，血不營筋

| 脈　　象 | 左手關脈濡。 |

健康問題

肝血不足導致筋脈得不到濡養，時間長了筋脈的彈性和活性變差，關節不靈活。

延伸辨證及確診

① 關節拘急，伸展不利，沒有明顯的疼痛感。
② 兩眼昏花，原來就有老花眼的老年人，視力會下降的更嚴重。
③ 臉色蒼白，沒有神采。
④ 時間長了會出現耳鳴、耳聾等耳部問題。
⑤ 手指甲、腳趾甲發乾、發灰。

專家提醒 …

　　中醫學的肝血不足並不單純指貧血，所以，除了吃一些補鐵的食物以外，最重要的還應該吃一些具有補血功能的食物，最常見的有雞肝、鴨血、豬血等。
　　平時要經常按摩手腳的肌肉、肌腱部位或者做一些特定部位的鍛鍊，促進氣血運行，使筋肉得到濡養。

特效方

● **雞肝鴨血粥**

食材：雞肝、鴨血、粳米各50克，生薑20克，鹽、淡色醬油各適量。

作法：1. 將雞肝、鴨血用鹽和醬油略醃製10～15分鐘，下鍋煮熟，切成片；生薑切片備用。
2. 將粳米淘洗乾淨，所有材料放在一起熬成粥，出鍋前加少許醬油調色即可。

▶ 每週食用2～4次。

按摩方

● **按揉三陰交穴**

按揉兩側三陰交穴各10分鐘，每日2次。同時，也可以按揉鬆弛的肌肉，促進氣血運行。

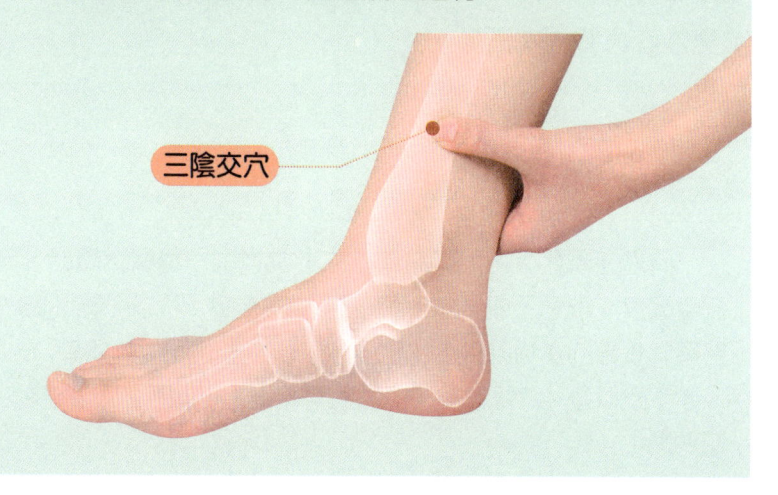

三陰交穴

對應的健康問題 ④

脾虛，脾溼

脈　　象　右手關脈濡。

健康問題

脾氣虛，導致運化功能變差，全身倦怠無力。有可能胖，也有可能偏瘦。

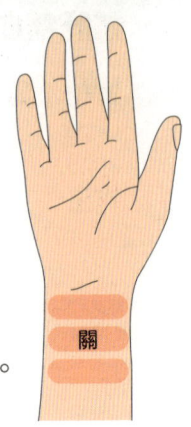

延伸辨證及確診

① 腹脹，飯量減少，吃一點東西就飽了。
② 精神疲勞，全身乏力，尤其是四肢，下班回家坐在沙發上就不想動了。
③ 形體消瘦或胖而無力的情況都有可能出現。
④ 男性容易有「啤酒肚」。

專家提醒 …

　　脾虛是現代人，尤其是都市人，常見的一種健康問題，與飲食過度、作息不規律等不良生活習慣相關。所以，除了吃一些健脾養胃的食物以外，也需要改善飲食習慣和加強運動。
　　下班以後，不要就躺在沙發上看電視，飯後應該適度運動，幫助消化。

特效方

● **太子參白扁豆粥**

食材：太子參5克，白扁豆10克，粳米50克。
作法：1. 白扁豆用水浸泡3小時以上。
　　　2. 將粳米淘洗乾淨，加清水適量煮開後，放入太子參、白扁豆，熬煮至米熟爛即可。

▶ 每日1劑，不拘時熱服。

按摩方

● **按揉上脘穴、中脘穴**

　　用手掌直接覆蓋住上脘穴和中脘穴，兩個穴位一起按揉。

上脘穴
中脘穴

快速取穴：肚臍上5寸處為上脘穴，肚臍上4寸為中脘穴。

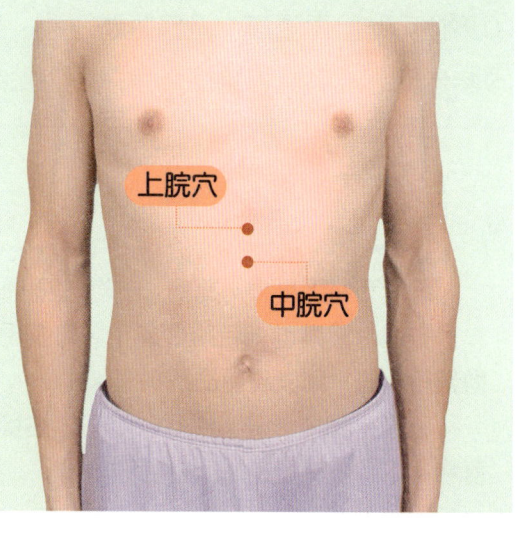

對應的健康問題 ⑤

精血不足，命門火衰

脈　　象　雙手尺脈濡。

健康問題

腎陰陽兩虛比較嚴重，到了衰竭的地步，主要表現為腎陽虛的症狀，出現小便清、腰背發冷等情況。

延伸辨證及確診

① 精神委靡，做什麼事情都提不起勁。
② 腰背發痠，四肢發冷。
③ 小便清長。
④ 男性可能出現陽痿、滑精等問題。
⑤ 年老腎衰或者房事過度，是需要重點考慮的原因。

專家提醒 …

　　腎陰和腎陽是分不開的。一般來說，腎的問題都與虛有關，大多數是陰陽兩虛，**若陰虛嚴重，會表現為陰虛火旺；若陽竭得嚴重一些，則表現為命門火衰。**
　　不管是哪種情況，都可以吃一些性質溫和的補陰或補陽的食物。陰陽雙補是補腎飲食的關鍵。

特效方

● **首烏枸杞紅棗茶**

藥材：製何首烏、枸杞各5克，紅棗3顆。
作法：1. 將所有藥材放在砂鍋裡，加水煎煮20分鐘。
　　　　2. 去掉何首烏，喝藥汁，吃枸杞和紅棗。

▶ 代茶飲用。每日1劑，連服1週。

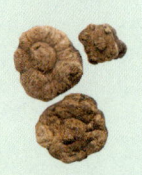

按摩方

● **按揉命門穴**

可以自己伸手到背後，用中指用力按揉命門穴；也可以請家人幫忙按揉，每次3～5分鐘，每日2次。按揉時，不要太用力。

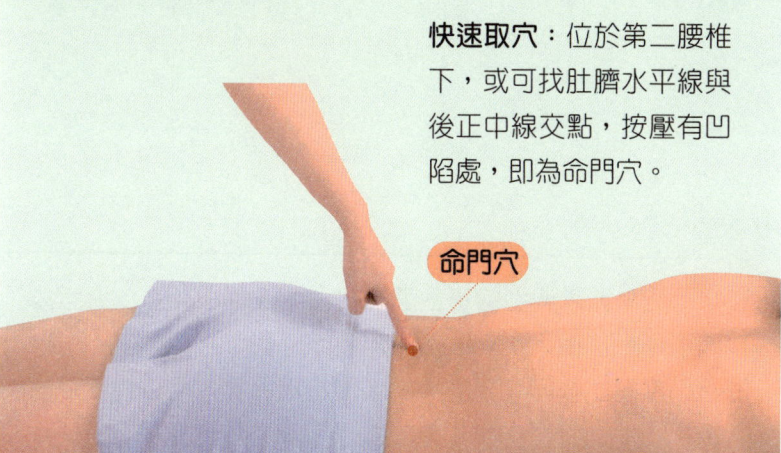

快速取穴：位於第二腰椎下，或可找肚臍水平線與後正中線交點，按壓有凹陷處，即為命門穴。

命門穴

弱脈　▶▶▶ 多主氣血陰陽俱不足

> 「弱脈,極軟而沉細,按之欲絕指下。」
>
> ——西晉・王叔和／《脈經》

脈象解析

弱脈具有複合因素的脈象,包括三個方面的條件:一是脈形「細」,二是脈體「軟」,三是脈位「沉」。在診脈時,要精確把握這個「弱」的意義,即使用力仔細尋找,還是感覺脈搏好像就要從手指底下消失了一樣。

專家提醒

弱脈是非常典型的複合脈。複合脈在學習診脈的過程中較為困難,需要反覆摸索、體會。弱脈「細」、「軟」、「沉」的特點都是比較好掌握的,所以學習複合脈,可以先從弱脈入手。

寸口三部脈象

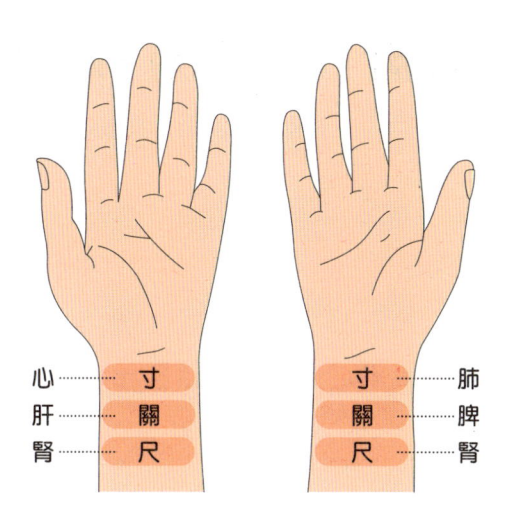

左手：心…寸、肝…關、腎…尺
右手：寸…肺、關…脾、尺…腎

- **心** 心氣虛、陽虛，心悸氣短，喘促
- **肺** 肺氣虛，容易感冒，咳嗽氣喘，受刺激容易咳嗽
- **肝** 肝血虛，面色無華，耳聾耳鳴，甲床發白
- **脾** 脾胃氣虛，吃生冷、油膩、難消化的食物時，常會腹瀉
- **腎** 腎陽虛，小腹、四肢經常發冷

主病

出現弱脈的原因是氣血陰陽皆不足。陰血不足，不能充盈脈道，陽衰氣少，無力鼓動，無力推動血行，因此脈來沉而細軟，即弱脈。

對應的健康問題 ❶

心氣虛、陽虛，心悸氣短，喘促

脈　　象　左手寸脈弱。

健康問題

心陽不足或者心氣不足，導致手足發汗、心悸氣短等症狀。

延伸辨證及確診

①心慌、氣短、乏力，稍微一運動就更嚴重，伴隨喘促。
②四肢發冷，畏寒，在冬季尤為明顯。
③晚上蓋薄被子覺得冷，蓋厚被子又大汗淋漓、喘不上氣。
④嚴重的可能會出現昏厥。

專家提醒 …

　　心氣虛與心陽虛是分不開的，心氣虛是剛開始病情比較輕的階段，如果時間長了，就可能會演變成心陽虛，可以吃一些溫陽補氣的食物。如果出現昏厥等症狀，則需要到醫院進行檢查和治療。

特效方

● **銀耳龍眼紅棗湯**

食材：銀耳（乾）10克，龍眼肉5粒，紅棗3顆。
作法：1. 將銀耳和紅棗用水泡發。
2. 將所有食材加水熬煮10分鐘即可，可以加冰糖或者蜂蜜調味。

▶ 每日2劑，不拘時熱服。

按摩方

● **點按極泉穴**

用食指點按極泉穴，兩側各點按50下，每日2次，具有寬胸理氣、補心氣的作用。

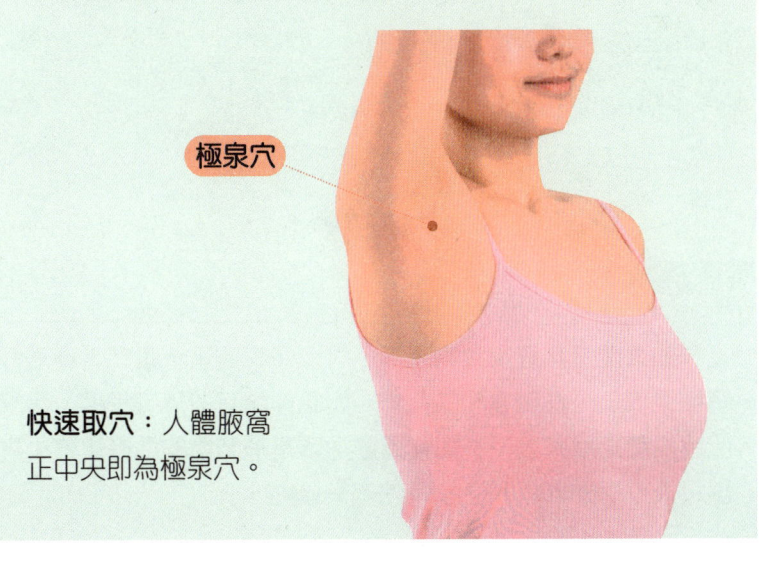

極泉穴

快速取穴：人體腋窩正中央即為極泉穴。

對應的健康問題 ❷

肺氣虛，容易感冒，咳嗽氣喘，受刺激容易咳嗽

脈　　象　右手寸脈弱。

健康問題

肺氣虛，導致頻喘，抵抗力差。

延伸辨證及確診

① 平時感覺疲乏，稍微運動就氣喘吁吁，氣短。
② 抵抗力下降，一受風寒就會感冒。
③ 秋冬季節，皮膚容易乾燥。
④ 背寒怕冷，小便不利。

專家提醒 …

　　肺氣虛者適宜用食物溫補，可以多吃雞蛋、雞肉、粳米等有補氣效果、性質溫和的食物。如果伴隨其他外感疾病，可以配合具體症狀來食補。**加強運動鍛鍊是補肺氣的最好辦法**，建議每天在戶外做 1～2 小時的有氧運動。

特效方

● **紅棗雞蛋粥**

食材：紅棗2顆，雞蛋1個，粳米50克。

作法：1. 將雞蛋煮熟，切小塊。
2. 粳米淘洗乾淨，加清水適量煮開，放入紅棗一起煮；待米熟爛，撒上雞蛋塊即可。

▶ 每日早上1劑，溫服。

按摩方

● **按揉肺俞穴**

可由家人幫忙每天按揉肺俞穴5～10分鐘。

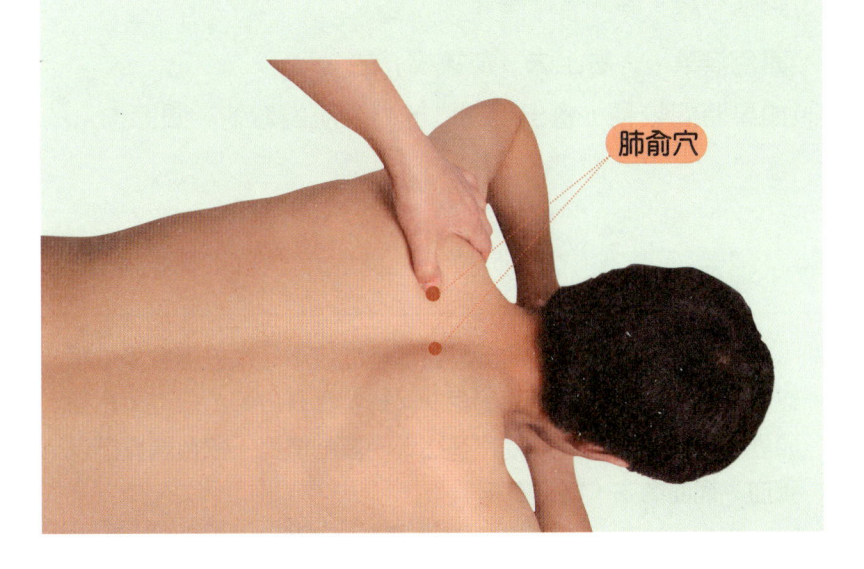

肺俞穴

對應的健康問題 ③

肝血虛，面色無華，耳聾耳鳴，甲床發白

脈　　象　左手關脈弱。

健康問題

肝不藏血，導致氣血兩虛、爪甲不榮等症狀。

延伸辨證及確診

① 指甲和趾甲發乾，出現縱向條紋，顏色發白。
② 頭髮乾枯，沒有色澤。
③ 眼睛發乾，時間長了會視物模糊。
④ 面色無華，人看上去「灰撲撲」的。
⑤ 如果時間較長，會出現四肢無力、肌肉鬆弛、關節拘急的症狀。

專家提醒⋯

　　肝不僅藏血，還造血。肝血虛則血液不足以供應全身，所以就會出現全身缺乏滋養的症狀；一些比較敏感的部位，比如頭髮、指甲、嘴唇等，就會有比較明顯的徵兆。**飲食調養應以養血、補血為主，益氣為輔。**

特效方

● **紅棗阿膠湯**

藥材：紅棗2枚，阿膠、甘草各5克。

作法：將阿膠、甘草粗碎，與紅棗一起加清水適量煎煮，濾渣留棗留汁備用。

▶ 每日1劑，吃棗喝湯，晚餐後服用。

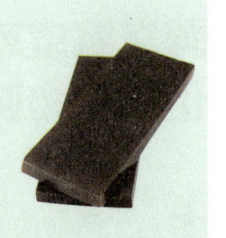

按摩方

● **按揉肝俞穴**

左右肝俞穴各按揉5分鐘，每天2次。

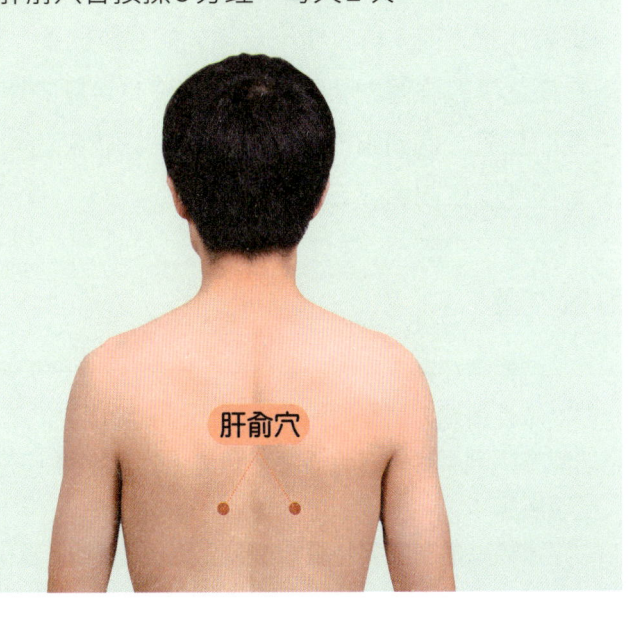

肝俞穴

對應的健康問題 ４

脾胃氣虛或虛寒，吃生冷、油膩、難消化的食物時，常腹瀉

脈　　象　　右手關脈弱。

健康問題

消化功能很差，稍微吃多點或者吃油膩、生冷的東西，都可能導致積食或腹瀉。

延伸辨證及確診

① 不能吃生冷、油膩的東西，一吃就會積食或腹瀉。
② 出現症狀之前，飲食極不規律，如暴飲暴食、三餐不定等。
③ 長期從事較強體力勞動的工作，沒有足夠的休息。
④ 長期憂思，遇到事情就擔心這個，擔心那個。
⑤ 有慢性腸胃病史。

專家提醒

　　脾胃掌管著食物的受納、腐熟和運化，當然需要很強的「動力」，這種動力就是脾胃之氣。所以，脾胃之氣不足，脾胃的功能會受到影響，在吃一些較難消化的食物時，不適反應就會更明顯了。

　　這類患者日常養護原則，應該以健脾養胃、溫和補氣為主。

特效方

● **四君子湯**

藥材：人參12克，白朮、茯苓各10克，甘草4.5克。
作法：將上述藥材研為粗末，加清水適量煎煮數沸，濾渣備用。

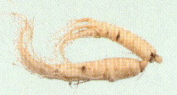

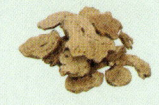

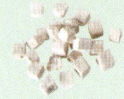

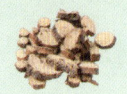

▶ 每日1劑，不拘時溫服。

按摩方

● **按揉中脘穴**

用食指按揉中脘穴5分鐘，或者飯後利用散步的時間，用手掌輕輕按揉。

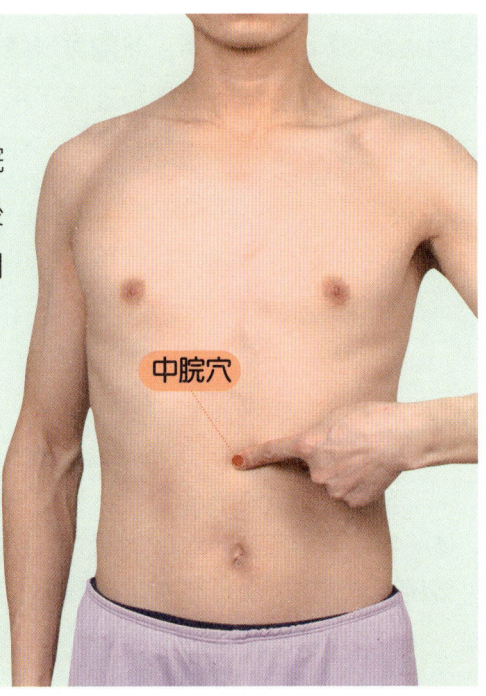

中脘穴

對應的健康問題 5

腎陽虛，小腹、四肢經常發冷

脈　　象　雙手尺脈弱。

健康問題

腎陽虛比較嚴重，或者陰陽皆不足，小腹、四肢發冷，手足無力。

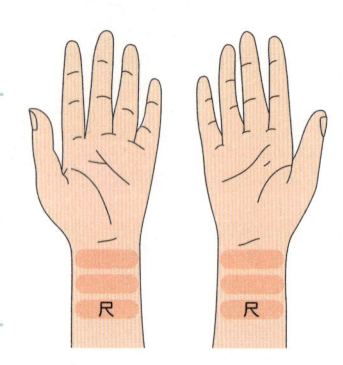

延伸辨證及確診

① 小腹冰涼，隱隱作痛，熱敷可以緩解。
② 臉色蒼白或者發黑，精神萎靡不振。
③ 沒有活動就腰痠背痛。
④ 四肢冰冷，冬季尤為明顯。
⑤ 男性陽痿早洩，女性宮寒不孕。

專家提醒 ‥‥

　　腎為元陰元陽祕藏之所，元陰元陽為人體生殖發育的根本。腎陽氣不足，則會有全身性生理機能衰退、水液氣化功能障礙、脾胃生化水穀精微功能紊亂等症狀。
　　治療的原則以溫補腎陽為主，另外要兼顧脾胃的保養。

特效方

● **核桃補腎茶**

藥材：韭菜子2克，核桃仁15克，桃仁3克。

作法：將上述藥材研為細末，混篩和勻，用熱水或者牛奶沖服即可。

▶ 每日2劑，不拘時熱服。

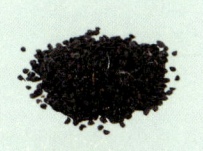

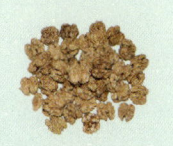

按摩方

● **按揉三陰交穴**

用拇指用力按揉三陰交穴3～5分鐘，每日2次。

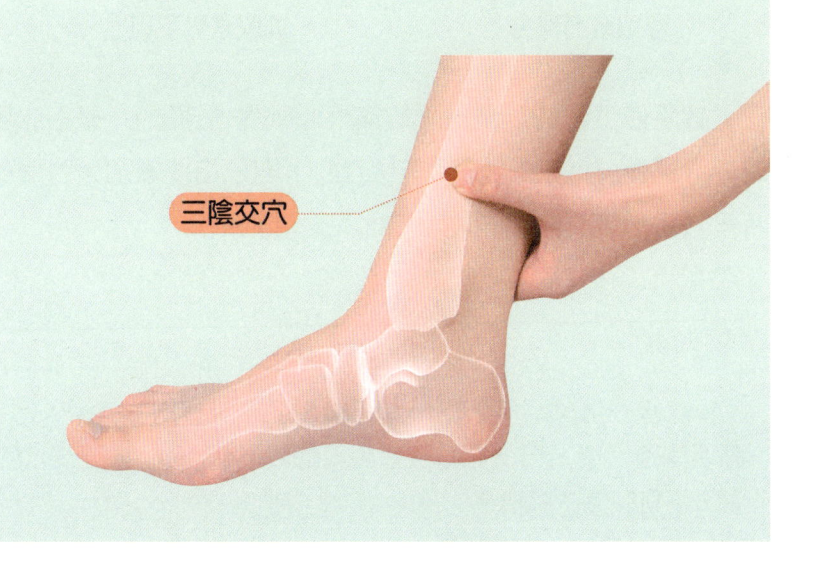

三陰交穴

散脈 ▶▶▶ 多主元氣離散

「散脈，大而散，散者，氣實血虛，有表無裡。」

——西晉・王叔和／《脈經》

脈象解析

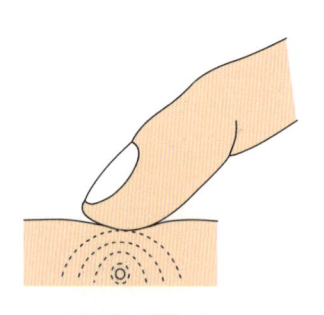

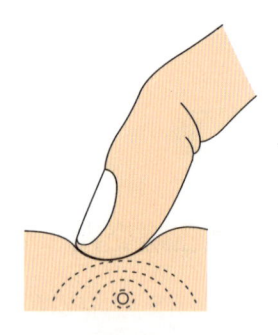

浮取散而無力　　　沉取感覺不到

　　散脈最主要的表現是浮散無根。所謂「浮散」，是指診脈時輕取感覺分散凌亂；所謂「無根」，則是指逐漸加大力度的時候，脈搏會越來越弱，重取則完全感覺不到。

專家提醒

　　散脈多見於經年久病、受驚嚇和某些心臟病患者，一方面要辨證治療，另一方面三者調養的共同點，就是要安心靜養，不宜吵鬧、打擾。

寸口三部脈象

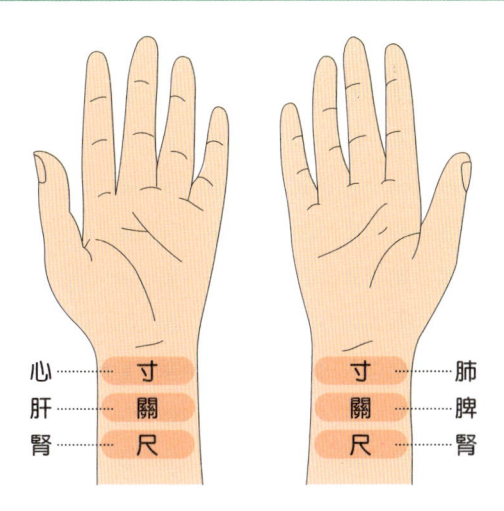

心	寸		寸	肺
肝	關		關	脾
腎	尺		尺	腎

心	怔忡不寐
肺	肺氣散，自汗淋漓
肝	溢飲
脾	脾虛脹滿蠱疾
腎	腎陰陽兩虛

主病

　　散脈是中醫脈診當中比較危險的一種脈象，主元氣離散。元氣是人生命運行的根本，所以臟腑脈證出證出現散脈的時候，調養上要以滋補、聚斂為主。

　　情緒上的調養很重要，一定要注意不要有大的情緒波緒波動，**尤其要避免受到驚嚇**。

對應的健康問題 ❶

心脈散：怔忡不寐

脈　　象　左手寸脈散。

健康問題

心氣散亂，情緒不安，容易受驚，晚上失眠多夢，難以入睡。

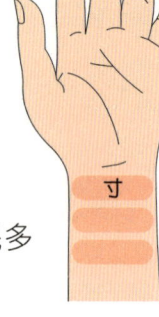

延伸辨證及確診

① 心悸、心慌，擔心一些不必要的小事情，氣短喘促。
② 晚上輾轉反側，極難入睡；入睡後睡眠極淺，多夢，容易驚醒。
③ 容易低燒，額頭容易出虛汗。
④ 可能會導致心律失常。

專家提醒 …

　　心脈散，其實是心律不整最直接的表現，所以首先要考慮患者是否有心律不整。
　　心主神，神最怕的就是驚，遇驚而神散，所以要考慮患者最近是否受到驚嚇。
　　心氣足則神穩，穩不易散，所以要考慮患者是否有心氣虛的症狀。

特效方

● **牛奶核桃飲**

食材：牛奶500毫升，核桃仁30克，蜂蜜15克。
作法：1. 將核桃仁研為細末，混篩和勻。
2. 牛奶稍稍加熱，加入核桃仁、蜂蜜，調勻即可。

▶ 每日早上熱飲1杯。

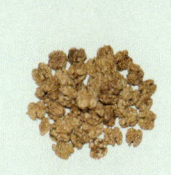

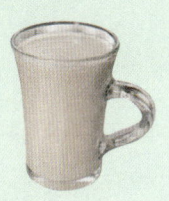

按摩方

● **掐揉神門穴**

用拇指掐揉另一手腕的神門穴，兩手各揉5～10分鐘，每日2次。

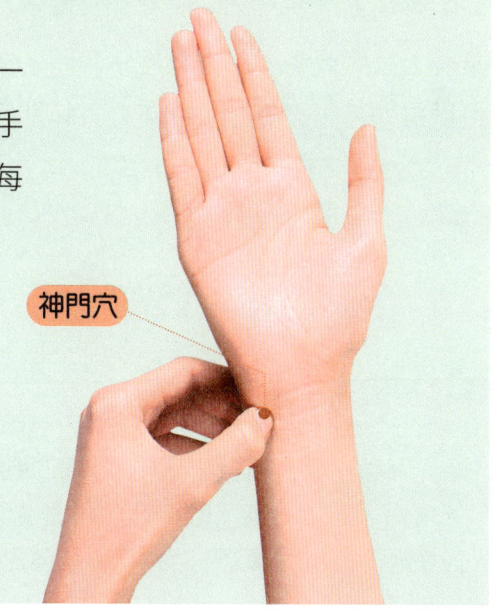

神門穴

對應的健康問題 2

肺氣散，自汗淋漓

脈　　象　右手寸脈散。

健康問題

長期的肺部疾病，或者較長時間的悲苦情緒，造成肺氣散亂，自汗淋漓。

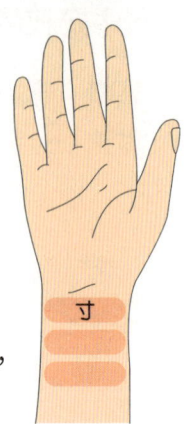

延伸辨證及確診

① 一個月以上的肺部疾病，尤其是咳嗽，久病傷肺氣。
② 中醫認為「悲傷肺」，長期憂傷導致肺氣散而不聚。
③ 晚上睡覺或者平時在家裡休息時，忽然就冒一身冷汗。
④ 抵抗力差，尤其是抗寒能力，特別容易受寒感冒。

專家提醒 …

　　肺氣，是人體抵禦外邪入侵的衛兵，是身體健康的第一道屏障。所以，肺氣散亂會導致這道屏障失去作用，進而引發疾病。飲食調養上，可以吃一些補氣的食物和中藥。

特效方

● 益元茶

藥材：西洋參3克，枸杞、黃耆、五味子各5克。

作法：將上述藥材粗碎，加熱水沖泡，悶蓋3～5分鐘即可。

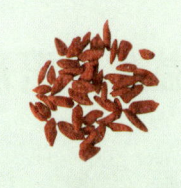

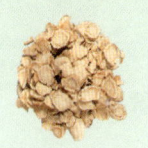

▶ 每日1劑，代茶飲，可以反覆沖泡。

按摩方

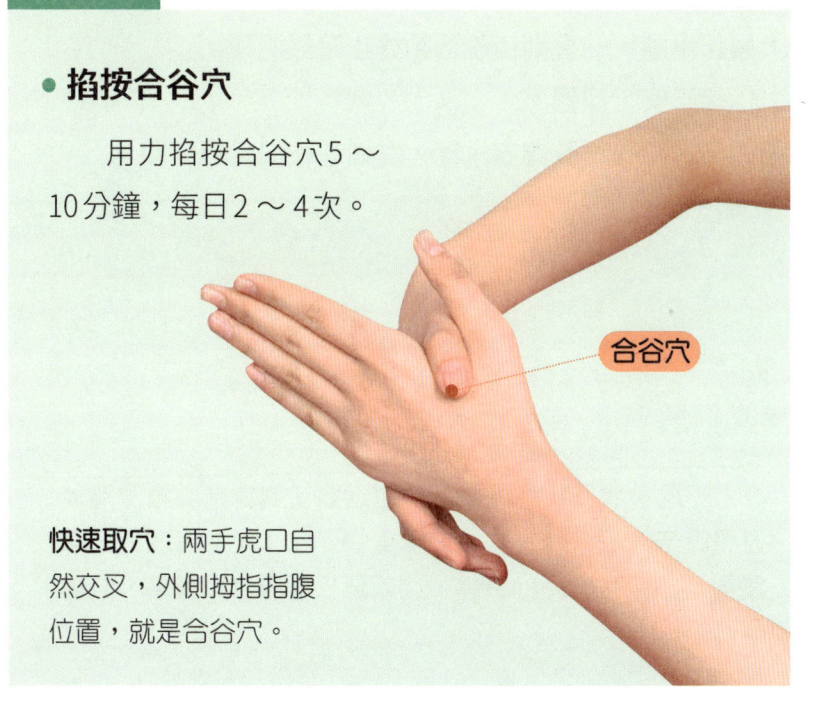

● 掐按合谷穴

用力掐按合谷穴5～10分鐘，每日2～4次。

合谷穴

快速取穴：兩手虎口自然交叉，外側拇指指腹位置，就是合谷穴。

對應的健康問題 ③

溢飲，肝脈軟而散

脈　　象　左手關脈散。

健康問題

多因飲食不節、情志失調、陽氣虛，導致脾失健運，腎失開合，氣機阻滯，水溼內停。

延伸辨證及確診

① 晨起水腫，一直到夜晚活動終止時最明顯。
② 情緒不安、抑鬱。
③ 頭痛、噁心、肢端麻木等，女性往往與月經有關。

專家提醒 …

　　出現水腫要及時就醫，對症治療。飲食應該盡量清淡，避免吃辛辣刺激性食物、油膩食物。除了對症治療外，可以食用一些健脾利溼的食物，比如薏仁、白朮、黃耆、生薑、紅棗等。

特效方

● **薏仁赤豆山藥粥**

食材：薏仁50克，赤小豆20克，山藥50克。
作法：1. 薏仁、赤小豆泡水4小時以上。
　　　　2. 將山藥洗淨，去皮切塊。
　　　　3. 所有食材一起熬成粥即可。

▶ 每日2劑，溫熱服，早晚各1次。

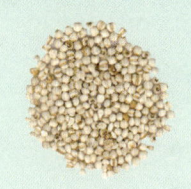

按摩方

● **按揉中脘穴**

　　用食指按揉中脘穴，每天1～2次；也可以在飯後一邊散步，一邊用手掌輕輕按揉。

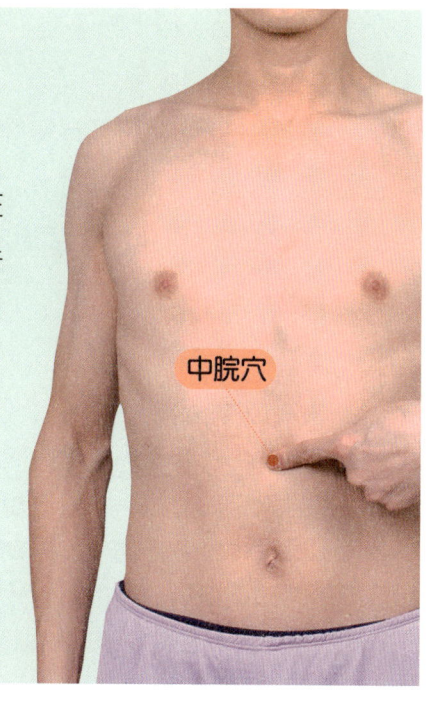

中脘穴

對應的健康問題 4

脾虛脹滿蠱疾

脈　象　右手關脈散。

健康問題

脾氣虛，失運化而導致腹部脹滿。

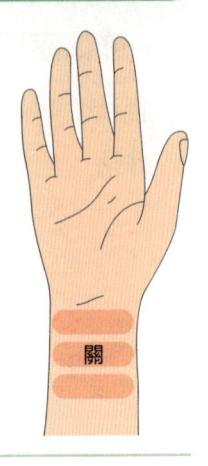

延伸辨證及確診

① 小腹脹滿難受，用力按不是很痛。
② 有可能出現手腳水腫。
③ 如果出現臉色黃，甚至有嘔吐的情況，應該考慮是否有寄生蟲。
④ 如果長期形體消瘦但小腹凸起，則應送醫治療。

專家提醒 …

　　脹滿是脾胃疾病的常見症狀之一，可表現為各種脈象，所以要注意分辨清楚。一般來說，可以用消食導滯的飲食調養法。如果按壓肚子痛，一般為實證，以消食導滯為主；如果按壓肚子不痛，一般為虛證，還要注意滋補養虛。**患者應飲食清淡，尤其要控制鹽的攝取量。**

特效方

● **消脹養胃粥**

食材：小米50克，桔梗5克，山楂（乾）5克。
作法：將小米淘洗乾淨，加清水適量煮開，放入桔梗、山楂一起煮粥。

▶ 每日不拘時，隨量熱服。

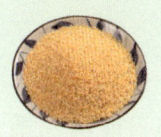

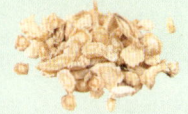

按摩方

● **按揉中脘穴**

用食指以順時針、環狀按摩中脘穴；或者飯後散步時，用手掌按揉。

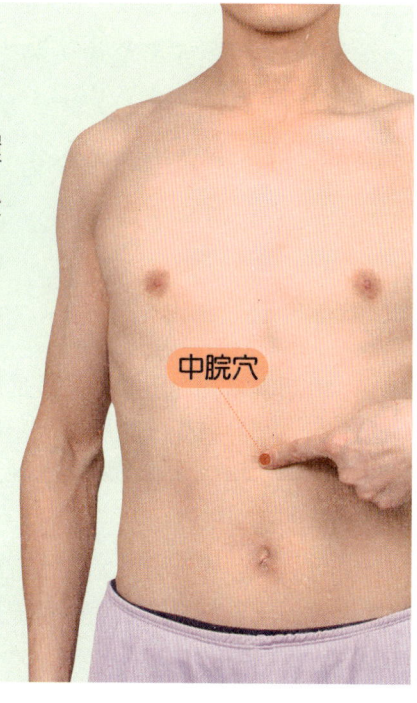

中脘穴

對應的健康問題 5

腎陰陽兩虛

脈　　象　雙手尺脈散。

健康問題

腎陰陽兩虛，而且比較嚴重，可能會有一定的危險。

延伸辨證及確診

① 久病臥床，元氣離散，比較危險。
② 孕婦分娩期間或者產後，體力大量散失，若出現散脈則屬於正常情況。
③ 某些急症或者嚴重的內外傷，會暫時出現散脈。
④ 藥物中毒和食物中毒等。

專家提醒 …

　　傳統中醫認為散脈，尤其是腎脈散，是一種非常危險的情況，有「獨散者死」的說法。但是，現在醫療發達，如果出現散脈，只要格外注意，不宜慌張，再結合患者的其他症狀，及時治療即可。

　　另外，孕婦在分娩過程出現散脈是正常的。但是，如果在懷孕期間出現散脈，則可能是流產、早產的先兆，應馬上送醫治療。

特效方

● 海參小米粥

食材：水發海參50克，小米30克，鹽適量。
作法：1. 將海參切片，小火熬煮2小時。。
2. 加小米繼續熬成粥，加鹽調味即可。

▶ 溫熱服，每日早晚各1次。

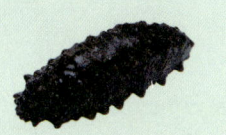

按摩方

● 按揉太溪穴

用拇指按揉太溪穴5分鐘，每天2次。

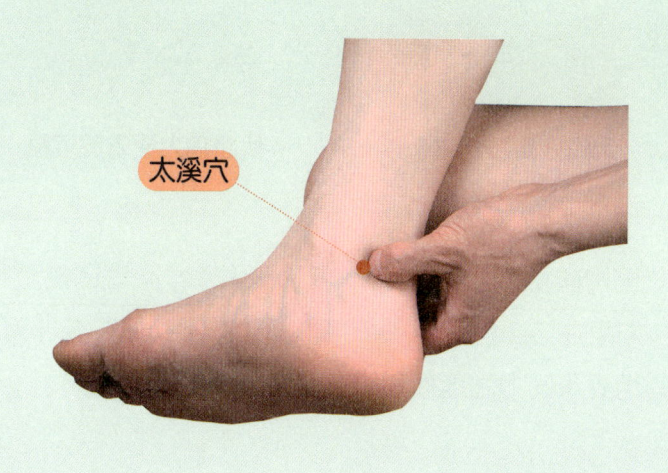

太溪穴

伏脈　▶▶▶ 主邪氣內伏、厥證、痛極

> 「伏脈，極重指按之，著骨乃得。」
> ——西晉・王叔和／《脈經》

脈象解析

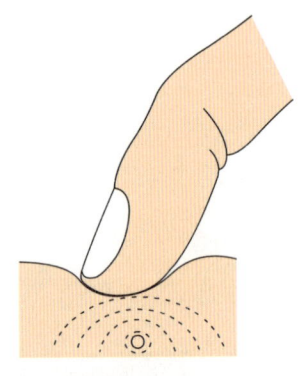

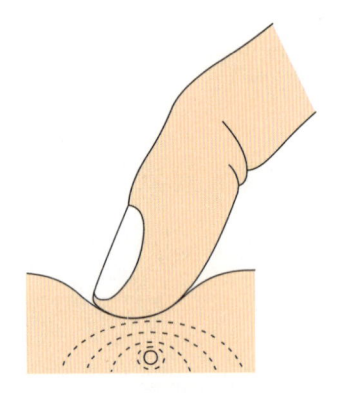

沉脈宜用按法重按　　伏脈指力更重於沉脈

正常診脈的指力最大是「十五菽」，也就是按至骨的力度。如果在診脈過程中，按至骨仍然診不到脈或者非常模糊，只有用更大的力才能感覺到，這種脈象就是伏脈。

> **專家提醒** ...
>
> 　　伏脈見於兩種情況：一種是邪氣內伏，導致脈氣不能宣通，所以深伏在筋脈以下。這類情況將來一旦暴發，就容易產生各種實邪暴病，如霍亂嘔吐、宿食引發腹痛、水飲積聚等。另一種是陽氣極衰，不足以驅動氣血運行，導致脈搏弱至深處。

對應的健康問題

　　一般情況下，當患者出現伏脈時，都屬於已比較嚴重的情況。此時不要自行施治調理，必須及時送醫治療，避免引起更嚴重的後果。

動脈 ▶▶▶ 主心臟疾病

「動脈,見於關上,無頭尾,大如豆,厥厥然動搖。」

——西晉・王叔和／《脈經》

脈象解析

關上黃豆大小部位
脈象有動搖的感覺

動脈是脈診當中一種非常特殊的脈形。首先,動脈的脈速比較快,與數脈差不多,其次在關上部位（關部靠近手背凸起大骨頭的部位）會感覺到黃豆大小的一個區域,診脈時有動搖的感覺。

專家提醒⋯

動脈是極為特殊的脈象,古代的醫療條件差,認為出現動脈的人,一般只剩下半年左右的壽命。現代科學研究認為,動脈主要表現的是竇性心律不整,常見的有心肌炎等各類心臟病。

對應的健康問題

一般出現動脈時，表明心臟病情嚴重，最好及時就醫治療，在家用中藥調養只有輔助的作用。

養心安神方

- **酸棗仁芝麻茶**

  藥材： 酸棗仁5克，黑芝麻10克。
  作法： 將酸棗仁和黑芝麻研為細末，混篩和勻，加熱水沖服即可。

  ▶ 每日2劑，不拘時熱服。

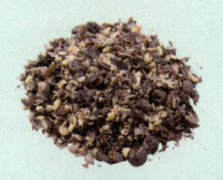

- **蓮心枸杞桃仁茶**

  藥材： 桃仁2克，蓮子心1克，枸杞5克。
  作法： 將桃仁研碎，與蓮子心、枸杞和勻，用熱水沖泡即可。

  ▶ 代茶飲，每日不拘時，熱服1～2劑。

促脈 ▶▶▶ 主心律失常

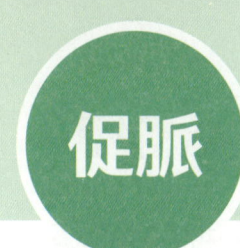

> 「促脈，來去數，時一止複來。」
> ——西晉・王叔和／《脈經》

脈象解析

促脈和接下來要介紹的結脈、代脈，都是「脈搏間歇性歇止」的脈象。

促脈	脈搏跳動比較快，可以認為促脈就是有不規則歇止的數脈，歇止時間很短。
結脈	脈搏跳動比較遲滯，偶爾會有無規律的歇止，歇止時間很短。
代脈	脈率不整，會有比較規律的歇止，每次歇止的時間較長。

專家提醒

促脈的實質，是「數」脈又出現了「時一止」的變化。用現代醫學觀點來看，這是心律不整的脈象；在中醫看來，其反映出更多的健康問題。

對應的健康問題

① 陽盛實熱傷陰

實熱陽盛，會加速氣血的運行，所以脈搏跳動較快形成數脈；熱盛傷陰，損傷心氣，導致脈氣銜接不暢，可見脈有歇止，脈搏多有力。多見於各種腫瘤、狂病等，治療以驅毒散熱、滋陰補腎為主。

特效方

● **枸杞茶**

藥材：枸杞10克，綠茶5克。
作法：枸杞洗淨，與綠茶混勻，加熱水沖泡即可。

▶ 每日不拘時，隨量代茶飲用。

② 氣血痰食停滯

氣滯、血瘀、痰飲、食積等有形實邪阻滯，脈氣接續不及，亦可形成間歇。可以針對病因採用疏肝理氣、活血化瘀、止咳化痰、健胃消食等療法。

特效方

● **山楂麥芽飲**

藥材：麥芽10克，山楂5克，紅糖15克。
作法：將山楂與麥芽一起炒焦，加清水適量，中火燒開，轉小火煮10分鐘，調入紅糖即可。

▶ 每日不拘時，隨量取用即可。

結脈 ▶▶▶ 主急性心臟問題

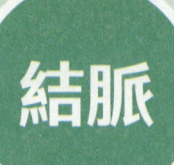

> 「結脈往來緩,時一止複來。」
> ——西晉・王叔和／《脈經》

> 「結者,脈來去時一止,無常數,名曰結也。」
> ——《難經》

脈象解析

結脈的特點是脈來遲緩,脈律不整,有不規則的歇止。從現代科學的角度來看,多與心臟病有關,如冠心病、風溼性心臟病、甲亢性心臟病等,在脈象上都可能表現為結脈。

專家提醒 …

正常人在情緒過於激動,過度勞累,酗酒,或熬夜時飲用大量濃茶或咖啡之後,則容易產生結脈。通常只要經過休息,脈象就會恢復正常。

對應的健康問題

1 各種心臟病

如冠心病、風溼性心臟病、甲亢性心臟病等。

2 久病氣血虛弱

尤其是心氣、心陽虛衰,脈氣不續,故脈來緩慢而時有一止,且為結而無力。

3 陰盛氣結抑陽

陰寒偏盛則脈氣凝滯,氣血運行緩慢,所以脈率緩慢。氣結、痰凝、血瘀等積滯不散,心陽被抑,脈氣阻滯而失於宣暢,故脈來緩慢而時有一止,且為結而有力。

治療原則應以溫陽為主,然後根據實際情況,對症採用疏肝解鬱、化痰止咳、活血化瘀等療法。

特效方

- **溫陽解鬱茶**

  藥材:韭菜子、柴胡、佛手各5克。
  作法:將韭菜子研碎,與其他兩味藥混勻,熱水沖泡。

  ▶ 代茶飲,每日不拘時服用1～2次即可。

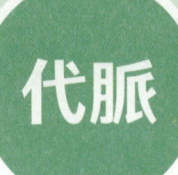

代脈 ▶▶▶ 主心跳規律性歇止

> 「代脈,來數中止,不能自還,因而復動,脈結者生,代者死。」
>
> ——西晉‧王叔和／《脈經》

脈象解析

代脈的脈象特點是脈律不整,表現為有規律的歇止,歇止的時間較長,脈勢較軟弱。代脈是一種非常危險的脈象,所以《脈經》上有「脈結者生,代者死」的說法。

用現代科學來解釋,代脈就是心臟出現了規律性的跳動停止,很可能會危及生命。

專家提醒 …

除了脈象的「代脈」以外,還有一些中醫把脈搏的更代也稱為代脈。這其實是完全不同的兩重意思,不能混為一談。比如,中醫有「妊娠三月見代脈,是為常脈」的說法,意思是**在懷孕三個月左右,脈象會由常脈轉換成妊娠脈**,而不是說這時候如果出現脈搏歇止的情況是正常的。

對應的健康問題

1 臟器衰微

多見於人即將死亡，心臟功能已經極度衰弱。這時候，存活的可能性已經不大了。

2 劇烈的疼痛

劇烈的疼痛會導致心臟和其他器官運轉失常，甚至暫時性失去功能，乃至死亡。所以，當患者承受劇烈疼痛的時候，醫師一般在對症治療的同時，也會給予鎮痛、麻醉等處理方法，就是為了防止疼痛帶來的副作用危及患者生命。

3 跌打損傷

跌打損傷可能會出現劇烈疼痛、出血過多、經脈受損等情況而出現代脈。這種是暫時的，身體稍微恢復即可緩解。

4 驚恐等過於強烈的情緒刺激

人真的是可以被「嚇死」的，因為強烈的恐懼會導致腎上腺素的大量分泌，讓心臟以極快的速度跳動，超過極值就會導致內出血，損傷臟器甚至死亡。

對於受驚出現昏迷、神志不清等情況，應先開竅，再安神。 常見的芳香開竅藥如麝香、牛黃等，居家急救可先掐人中、中衝等急救穴位。

△ 芳香開竅藥最好在專業醫師指導下服用。

附錄

❶ 對脈象有影響的一些因素

●性別對脈象的影響

由於性別的不同,導致體質差異,而脈象亦隨之各異。一般來說,女性的脈勢較男性的脈勢弱,並且至數稍快,脈形較細小。

●年齡對脈象的影響

健康人的脈象,隨年齡的增長而產生各種變異。三歲以內的小兒,一息七八至為平脈;五六歲的小兒,一息六至為平脈;青年人的脈象較大且有力,老年人脈象多弦。所以,**滑脈、弦脈都可以是相應年齡族群的平脈**。

●體質對脈象的影響

身軀高大的人,脈的顯現部位較長;矮小的人,脈的顯現部位較短。瘦人脈多浮;胖人脈多沉;運動員脈多緩而有力。由於稟賦的不同、體質的差異,有六脈同等沉細而無病者,稱為「六陰脈」;有六脈同等洪大而無病者,稱為「六陽脈」,均不屬病脈。

●季節對脈象的影響

人體的生理活動與自然環境的影響密切相關。自然界的一切變化,如溫度、溼度,以及春夏秋冬的交替,都可能影響人

體的生理功能而引起脈象變化。所以,古代醫家特別重視季節脈,認為季節脈的變化規律是:**春脈弦、夏脈鉤、秋脈浮、冬脈石**。近代脈書稱其為:**春弦、夏洪、秋浮、冬沉**。

● 其他因素對脈象的影響

情志 恐懼、興奮、憂慮、緊張等情緒的變化,常導致脈象變異,當情緒恢復平靜之後,脈象亦隨之恢復正常。《素問‧經脈別論》指出:「*人之居處、動靜、勇怯,脈亦為之變乎……凡人之驚恐恚勞動靜,皆為變也。*」一般是喜則氣緩而脈多緩;怒則氣上而脈多弦;驚則氣亂而脈暫無序。

動靜變化 劇烈活動之後,脈多洪數;入睡之後,脈多遲緩。體力勞動者與腦力勞動者比較,脈多大而有力。

飲食 酒後、飯後,脈稍數而有力;饑餓時,脈多緩弱。

晝夜 一日之中隨著平旦、日中、日西、夜半的陰陽消長,脈象也有晝夜節律的變化。一般來說,晝日脈象偏浮而有力,夜間脈象偏沉而細緩。

地理環境 長時期生活在不同地區的人,由於受地理環境的影響,以致體質有別,因而出現的平脈亦不同。如生活地區的地勢低下,氣溫偏高,空氣溼潤,人體肌腠(肌肉的紋理)緩疏,所以脈多細軟偏數;若所處的地區的地勢高,空氣乾燥,氣溫偏低,人體肌腠緻密緊縮,則脈象多沉實。

附錄

❷ 女性特殊時期的診脈注意事項

女性有經、孕、產等特殊的生理活動及其病變，因而其脈診亦有一定的特殊性。

● 診月經脈

左關、尺脈忽洪大於右手，口不苦，身不熱，腹不脹，是月經將至。寸關脈調和而尺脈弱或細澀者，月經多不利。閉經，尺脈虛細而澀者，多為精血虧少的虛閉；尺脈弦澀者，多為氣滯血瘀的實閉；脈象弦滑者，多為痰溼阻於胞宮。

● 診妊娠脈

已婚婦女，平時月經正常，突然停經，脈來滑數衝和，兼飲食偏嗜者，多為妊娠的徵兆。《素問‧陰陽別論》云：「**陰搏陽別，謂之有子。**」《素問‧平人氣象論》又云：「**婦人手少陰脈動甚者，妊子也。**」指出婦人雙手尺脈搏動強於寸脈或左寸脈滑數動甚者，均為妊娠之徵。尺脈候腎，胞宮繫於腎，妊娠後胎氣鼓動，故雙手尺脈滑數搏指，異於寸部脈者，為有孕之徵。

● 診臨產脈

婦人臨產時，脈象會異於平常。巢元方的《諸病源候論·婦人難產病諸候》中云：「診其尺脈，轉急如切繩轉珠者，即產也。」王叔和的《脈經》卷九中謂：「婦人懷娠離經，其脈浮，設腹痛引腰脊，為今欲生也。」薛己的《女科撮要》亦指出：「欲產之時，覺腹內轉動……試捏產母中指中節或本節跳動，方與臨盆，即產矣。」這說明孕婦在平時無脈的中指中節（手指第二節）或本節（指掌關節的圓形突起處）的兩旁出現脈搏跳動時，即是臨產之兆。

附錄

❸ 怎麼幫小兒診脈？

● 診脈方法

小兒寸口部位短，難以布三指以分三關，因此診小兒脈常採用一指總候三部診法，簡稱「一指定三關」。操作方法是用左手握小兒手，對3歲以內嬰幼兒，醫師可用右手拇指或食指按於掌後高骨處診得脈動，不分三部，以定至數為主；對3～5歲病兒，以高骨中線為關，向高骨的前後兩側（掌端和肘端）滾轉尋三部；對6～8歲病兒，可以向高骨的前後兩側挪動拇指，分別診寸、關、尺三部；對9～10歲病兒，可以次第下指，依寸、關、尺三部診脈；對10歲以上的病兒，即可按診成人脈的方法取脈。

● 小兒正常脈象的特點

正常小兒的平和脈象，較成人脈軟而速，年齡越小，脈搏越快。若按成人正常呼吸定息，2～3歲的小兒，每息脈動6～7次為常脈，每分鐘脈搏100～120次；5～10歲的小兒，每息脈動6次為常脈，每分鐘脈搏100次左右，每息4～5至為遲脈。

● 小兒病脈

小兒病脈較為簡單,主要以脈的浮、沉、遲、數辨病證的表、裡、寒、熱;以脈的有力、無力定病證的虛、實。浮脈多見於表證,浮而有力為表實,浮而無力為表虛;沉脈多見於裡證,沉而有力為裡實,沉而無力為裡虛;遲脈多見於寒證,遲而有力為實寒,遲而無力為虛寒;數脈多見於熱證,浮數為表熱,沉數為裡熱,數而有力為實熱,數而無力為虛熱。

此外,痰熱壅盛或食積內停可見滑脈;溼邪為病可見濡脈;心氣、心陽不足可見歇止脈。

國家圖書館出版品預行編目(CIP)資料

自學脈診一本通/王桂茂編著. -- 初版. -- 臺中市：晨星出版有限公司, 2025.08
面；　公分. -- (健康百科；79)　圖解版
ISBN 978-626-420-159-9(平裝)
1.CST: 脈診
413.2441　　　　　　　　　　　　　　　　　　　114008949

健康百科 79

自學脈診一本通〔圖解版〕
自學28種常見脈象辨別，對症使用簡易特效方

作者	王桂茂
主編	莊雅琦
執行編輯	洪　絹
校對	洪　絹、林宛靜
網路編輯	林宛靜
封面設計	吳孟寰
美術編排	吳孟寰
創辦人	陳銘民
發行所	晨星出版有限公司 407台中市西屯區工業30路1號1樓 TEL：04-23595820　FAX：04-23550581 E-mail：service@morningstar.com.tw http://star.morningstar.com.tw 行政院新聞局局版台業字第2500號
初版	西元2025年08月01日
讀者服務專線	TEL：02-23672044／04-23595819#230
讀者傳真專線	FAX：02-23635741／04-23595493
讀者專用信箱	service@morningstar.com.tw
網路書店	http://www.morningstar.com.tw
郵政劃撥	15060393（知己圖書股份有限公司）
印刷	上好印刷股份有限公司

可至線上填回函！

定價 450 元
ISBN　978-626-420-159-9

本書透過四川文智立心傳媒有限公司代理，經化學工業出版社有限公司授權，同意由晨星出版有限公司在港澳臺地區發行繁體中文紙版書及電子書。非經書面同意，不得以任何形式任意重製、轉載。

版權所有 翻印必究
（缺頁或破損的書，請寄回更換）